中医杂志书

青囊
Qing Nang

2016 / 01

主　编／陈仁寿

副主编／李崇超

编　委／卢东霖　李友白　蒋龙魁

中国医药科技出版社

内容提要

　　本书是我国首部中医杂志类图书的第一辑，收载文章共14篇，内容涉及中医药文献考证、中医基础理论、中医科普知识、中医历史人物、中医药趣话等，如有对"青囊"一词的解释、《本草纲目》金陵版的问世过程、《内经》考证、清明上河图中的医药图像分析、《素问》中的历法知识、《红楼梦》中方剂解读、经络原理品读、中医如何看病、脾虚的原理与干预、神奇的对症（病）专药、历史人物与医药的有关趣话等。可供从事中医药临床、教学、科研、管理工作者及广大中医药学生、中医爱好者阅读。

图书在版编目（CIP）数据

青囊. 2016.01 / 陈仁寿主编. —— 北京：中国医药科技出版社，2016.10

ISBN 978-7-5067-8731-4

Ⅰ. ①青…　Ⅱ. ①陈…　Ⅲ. ①中国医药学－古籍－汇编　Ⅳ. ①R2-52

中国版本图书馆CIP数据核字(2016)第241665号

美术编辑　陈君杞
版式设计　大隐设计

出版　中国医药科技出版社
地址　北京市海淀区文慧园北路甲 22 号
邮编　100082
电话　发行：010-62227427　邮购：010-62236938
网址　www.cmstp.com
规格　958×650mm $^1/_{16}$
印张　15 $^3/_4$
字数　156 千字
版次　2016 年 10 月第 1 版
印次　2016 年 10 月第 1 次印刷
印刷　北京盛通印刷股份有限公司
经销　全国各地新华书店
书号　ISBN 978-7-5067-8731-4
定价　39.80 元

分享中医故事  感受中国文化

出品人 / **吴少祯**

策划人 / **赵燕宜**

编 辑 / **马 进**

投稿热线 / **025-85811732　010-62214756**

投稿邮箱 / **yykj601@163.com　hanziying@163.com**

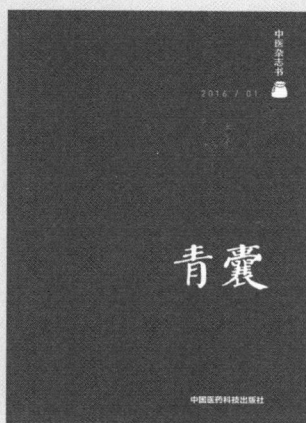

青囊

第 一 期

序

读书是获取知识的最佳渠道，也是提高一个人素质的有效途径，更是获取本领的主要方式，因此每个人都必须多读书、读好书。各行各业都是如此，而于中医药行业读书更加重要。

中医是一门古老的学问，它的大量知识蕴藏于历代的文献书籍之中，只有多读书，才能学到中医博大精深的理论与技术，不读医书的人是成不了高明的中医师的，所以我一直鼓励我的学生要多读书、读懂书、读好书，遇到不懂的问题除了向他人请教外，还要及时向书本求助。

杜甫有"读书破万卷，下笔如有神"之说，意思是书读得多了，懂得东西就多，思路也就非常开阔，解决问题的能力必然高于常人了。历史上很多著名的医学家一生都有读书的好习惯，因此他们在治疗疾病的时候思路非常开阔，临证时遇到用常法不能解决的疑难杂病，就会想起曾经在某本书上看到过的思路与方法来处理，往往能收到意想不到的疗效，故其之所以成为名医与其好读书不无关系。

南京中医药大学不仅编纂出版了一系列在国内外有影响的中医药著作如《中医学概论》《中药大辞典》《中医方剂大辞典》《中华本草》等，还在师生当中长期有着爱好读书的良好氛围，并成立有各种读书会组织。其中"青囊读书会"近年来影响较大，这是由学校中医药文献研究所所长陈仁寿老师牵头，一批青年教师组织开展的读书活动。读书会以中医药及相关内容为主题，每两周进行一次学术沙龙的读书交流活动，吸引了很多的老师和学生以及一些中医爱好者参加，在校内外产生了很大的影响。他们对中医的热爱，对学习的坚持，以及他们取得的成绩和产生的影响，都让我感到十分高兴，也一直关注着这个读书会的发展。

到目前为止，青囊读书会已举行了52期，他们还要一直办下去。读书贵在坚持，坚持就有收获，我为他们的这种执着精神而感到高兴。读书会的活动碰撞出很多的思想火花，积累了很多的成果，这些内容不应该随风飘散，而应该保留下来，形成文字，这样既可以是对这一活动的现场记录，同时也是在更大的范围内与同道中人交流的途径。于是，就有了《青囊》这本读物。

《青囊》中有读书会活动中的一些内容组织成的文字，也有请专家学者专门撰写的一些文章，这就相当于读书会在更大的范围内开展了。这套读物也酝酿了一段时间，对它的定位、主要内容也曾经做了很多的思考和论证。我想不管怎样，能够走出第一步是十分重要的。

应该说，现在中医的外部发展环境非常好，国家支持，社会重视，百姓需要。这就更要求我们中医人认真的学习、研究，才能使得这门学科真的发扬光大，而不是表层的热闹。

我看了《青囊》第一期的稿件，内容还是比较多元的，有专业的知识讲解，有多学科的交叉，也有文化的解读。既是一个中医读物，也是一个文化读物。我深感中医需要这样的读物，任何一个学科都需要好的传播方式，中医更是如此。在专业的准确与可读性之间找到一个切入点，实在不是一件容易的事情，尤其是在当今以现代科学为主流的时代，中医作为一种传统形态的学科，如何阐释和传播，更是一件值得思考和探索的事情。

我希望青囊读书会与《青囊》刊物能够产生更大的影响，涌现出更多思考的高度和专业水准都很高的文章，成为中医事业发展的一个阵地。用中医的术语来说，它广泛地"受纳"中医知识和各种专业知识，又把它们的精微"输布"出去。并愿《青囊》越办越好，得到更多人的关注。故乐为序！

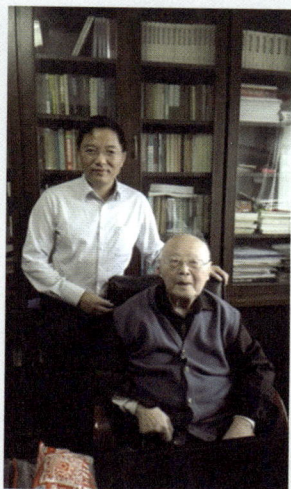

周仲瑛

国医大师 周仲瑛

2016 年 10 月

一灯如穗，三五对坐。沉心修学，志存高远。面壁磨剑，终臻化境。

从 2014 年上半年开始，隔周一次的周三晚上，青囊读书会在南京中医药大学仙林校区的 B14 – 431 室如期进行，这是由一批年轻的中医爱好者倡导下成立的以读经典、学中医为主题的读书会，截止 2016 年 7 月读书会已举办了 50 期。

为何起名为"青囊"？这是读书会的几位骨干老师反复讨论的结果，"青囊"一词，既有典故出处，又具新的内涵。"青囊"引自我国东汉末年医学家华佗的典故，据说华佗被杀前，为报一狱吏酒肉侍奉之恩，曾将所用医书装满一个青色的布袋赠予他。华佗死后，狱吏亦行医，使华佗的部分医术流传下来，后人便称中医为"青囊"。而现在从字面上看，"青"点出了读书会是由青年才俊组成；"囊"指"袋中之书"，亦可为"腹中学问"，体现读书会成员一心求索的态度。而随着读书会一期一期的进行，成员们对中医的理解逐渐深入，通过读书会不仅吸取更多深奥的中医知识，更能交流出新的火花而相互影响与升华，并将所学到的知识运用到工作之中，使他们成为中医发展中的"青年智囊"。

青囊读书会开展以来，采取一人主讲、一人点评、集体讨论的形式，从中医的起源、发展及流派的研究到阴阳五行的发展，从读经典到做临床，层层递进，探究中医思想精华。每一期都是中医的一个篇章,集中讨论一个主题。每一期约两个小时,虽然时间短暂,但通过主讲、点评、讨论,对每个篇章、每个主题均会有一个深入的解析。

于是大家提议,为何不把每一期读书会的主题编辑成册出版,让更多无法参与读书会的人看到读书会的内容,受到读书会的熏陶,为此我们编写了以"中医药文集"为形式的中医杂志类图书,名为《青囊》,定期系列出版。

计划《青囊》每期收集 10~15 篇文章,围绕中医药的各个主题,从经典文献的考证,到中医理论的阐释;从历史人物的挖掘,到中医临床的用药;从中医药科普知识,到中医文化的传播。内容力求既有学术性,又有通俗性;既有科普性,又具实用性,适合不同层次的读者阅读。

为了使《青囊》一书的内容更加有价值,除了读书会的主题之外,我们还进行了约稿,并得到了许多学者的支持,他们发来了自己正好完成的研究成果论文。目前呈现给读者的《青囊》第一辑中的部分文章就是从读书会主题与来稿中选取的,主题涉及多个方面,如有对"青囊"一词的解释、《本草纲目》金陵版的问世过程、《内经》考证、清明上河图中的医药图像分析、《素问》中的历法知识、《红楼梦》中方剂解读、经络原理品读、中医如何看病、脾虚的原理与干预、神奇的对症(病)专药、历史人物与医药的有关趣话等,适合从事中医药临床、教学、科研、管理工作者及广大中医药学生、中医爱好者阅读。

由于这项工作还是一个开端,加之我们的编写水平有限,难免存有错误与不足之处,敬请读者指正,以便今后改进!

陈仁寿

2016 年 8 月

目 录

"青囊"解

🌐 卢东霖

何谓青囊？

青者，东方色也，古代为蓝、绿、黑色之统称，指代黑色居多；囊者，中空，指装有东西的口袋。"青囊"原指青色的布袋子，古代文人多以之存放书籍，以便于远游时携带。后"青囊"一词代指医术，则源自与东汉末年名医华佗有关的典故。

华佗，字元化，东汉末年沛国（今安徽省亳州）人，与董奉、张仲景并称为"建安三神医"。华佗"游学徐土，兼通数经"，期间不断总结自己行医用药的丰富经验，并写成医著，放于"青囊"随身携带。据传华佗在为曹操治病时因"远家思归"，不服征召，遭到曹操怀疑，身陷囹圄。其随身携带"青囊"中的宝贵医著，因死于非命而未能得以流传。

关于华佗医书的失传有两种说法，一是据史书《后汉书·华佗传》张冀的补注，吴押狱者，每以酒食供奉，佗感其恩，告曰："我死非命，有青囊未传，二子不能继业，修书与汝，可往取之。"吴至金城，取又藏之。佗如不免，

1

大饮如醉而俎。吴弃役回家，向妻索书，妻曰："纵学得神术，终使毙于狱中，故我以囊烧毁也。"二是据《三国志·华佗传》记载，佗临死，出一卷书与狱吏，曰："此可以活人。"吏畏法不受，佗亦不强，索火烧之。后人为了纪念华佗，便以"青囊"指代医术，与"岐黄""悬壶""杏林""橘井"一样，成为中医的代称。

唐代诗人刘禹锡在《闲坐忆乐天以诗问酒熟未》中写到"案头开缥帙，肘后检青囊。唯有达生理，应无治老方。"这里的青囊就是指医书。诗中与青囊相对的"缥帙"是书籍的意思，其中"缥"是指淡青色，"帙"是指书、画的封套，用布帛制成。而"肘后"是指携带方便的，东晋葛洪曾取"肘后"意命名《肘后备急方》，谓卷帙不多，可以悬于肘后。之后"肘后"泛指随身携带的医方。

"唯有达生理，应无治老方。"比较容易理解，不过这里面应该包含了刘禹锡在读书时对医、巫关系的判断。由于古代医、巫关系密切，从都是祛除疾病、救死扶伤的目的来看，还有"医，巫也"的说法。至少汉代很难将医、巫、仙截然分开，如"建安三神医"之一的董奉成仙后，还留下了"虎守杏林"的佳话。而历代医学书目中的"祝由类"就是关于"祝说病由"祛病消灾的记载。这也不难理解为什么现在会看到古诗词中用"青囊"代指堪舆、占卜等企图借用某些神秘力量对人、事施加影响的方术。

正是秉承"案头开缥帙，肘后检青囊"的理念，为了指引我们青年中医师生读书治学的门径与方法，经过充分酝酿终于在 2014 年 2 月主办发起读书会，最终选择以"青囊"为其命名。在这里，"青"点出了读书会是由青年才俊组成；"囊"指"袋中之书"，亦可为"腹中学问"，体现读书会成员一心求索的态度。

中医临床离不开文献，蓄深养厚更是一生的要务，而读书是提高个人素养与学识的必经之路。"深阅读、深思考"，举办青囊读书会目的为广交知友，阅读经典，探讨医学，提升文化素质。具体做法是，两周举行一次读书会，每次交流主题提前一个月选定并公布给成员，让大家广查资料，细看原文，仔细阅读和领悟，实现个人所想、所得的最大化。由于每位老师术业专攻不一，各有特色，因此每个人的"最大化"到读书会上都变成相对的"一方面"。"最大化"与"一方面"的思想碰撞，使每个人都能够有更新、更广的认知。

"青囊读书会"一经发起就在南京中医药大学校园里引起校内师生医护员工的踊跃参与，并逐渐形成了一个多学科师生共同交流的平台，激发了大家对中医药现状及未来的思考。"青囊读书会"经《中国中医药报》报道后，"青囊"的前世今生又重新走进业界视线。为了总结、记录我们"青囊"的共鸣，让更多的人分享读中医书、思中医路的收获，现今编纂出版《青囊》系列丛书，希望成为一套传播中医，弘扬文化的优秀读物。

（卢东霖　南京中医药大学）

千古本草

◎ 陈仁寿

　　"本草"一词最早见于东汉·班固《汉书·郊祀志》，曰："……皆罢，候神方士、使者、副佐、本草待诏七十余人皆归家。"这里所谓的"本草"即指药物和处方，故后人常以"本草"代替药物，这是因为在动、植、矿物药用中，以草为多，以草为本。而后世医药学家又常以"本草"命名药物著作，如《神农本草经》《新修本草》《证类本草》等。在一系列的本草著作中，明代李时珍的《本草纲目》因具有划时代的意义、里程碑式的价值而千古流芳。

　　《本草纲目》吸收了历代本草著作的精华，尽可能地纠正了以前的错误，补充了不足，并有很多重要发现和突破，是到 16 世纪为止中国最系统、完整、科学的一部医药学著作。书中丰富的内容涉及语言文字、文学、历史、天文、地理、地质、采矿、生物、化学等人文与自然多学科知识，可谓是一部博物学著作。英国著名学者李约瑟先生（Joseph Needham，1900 ~ 1995 年）给予李时珍的《本草纲目》高度评价,在他的《中国科学技术史》一书中说:"毫无疑问，明代最伟大的科学成就，就是李时珍那部登峰造极的《本草纲目》。"
达尔文也赞之为"中国的百科全书"。

关于《本草纲目》书名的由来[①]，有认为是李时珍受南宋朱熹《通鉴纲目》启发而来。据传李时珍完成《本草纲目》后，一直没有确定书名。一天，他出诊归来，习惯地坐在桌前。当他一眼看到昨天读过的《通鉴纲目》还摆放在案头时，突然心中一动，立即提起笔来，蘸饱了墨汁，在书稿封面上写下了"本草纲目"四个苍劲有力的大字。但笔者认为此说应是后人杜撰的故事，李时珍编纂本草，其体例就是"以纲挈目"，他从一开始就对自己所撰著作的框架结构一清二楚，《本草纲目》的书名应早已在李时珍心中确定了的。

《本草纲目》为很多人熟知，其学术价值被广而认可。其问世的艰辛波折也值得探寻与了解。

金陵版——传世之作的源头

王世贞与本草纲目

李时珍历尽艰辛，三易其稿，终于编就巨著，实属不易。同样不易的是《本草纲目》的出版，也是经历了一波三折，遗憾的是李时珍本人都没有亲眼看到自己花了大半辈子心血的书稿出版问世。

李时珍是一个有宏大志向的人，他看病、采药、读书，不仅仅是为了提高医术、传授弟子，他是想把实用的、正确的医药知识传播给更多的人，并传于后世，让更多的人济世救命。在编写过程中，李时珍就一直考虑出版刊

---

① 《本草纲目》书名的由来．中国中医药现代远程教育，2013，（3）：55

行问题，他知道仅凭个人的力量根本无法出版这部鸿篇巨著，于是决定到金陵谋求解决。尽管他已年迈体衰，仍于明万历八年（公元1580年）由家乡出发，顺江直奔金陵。

金陵即今南京，明初曾为国都，是文人荟萃、五方杂居之地，明统治者建立了封建王朝之后，采取了"自力建国"的方针，鼓励人民发展生产，农业的快速发展促进了社会经济的振兴，工商业各界出现了繁荣的局面，金陵是当时中国规模最大、人口最多的城市，也是全世界最大的城市之一。随着经济的发展，明代的造纸业和印刷业已有了很大的提高，活字印刷得到广泛应用与普及，很多富裕的书商多采用铜活字印刷出版各种书籍，此时的金陵已成为全国的出版业中心，也是书商云集之地。据考当时的金陵书坊有九十多家，远超其他城市。所刻医书亦颇多，如唐氏富春堂刊《妇人大全良方》、三多斋刊《针灸大成》、周廷槐刊《新刻增补古今医鉴》等，明胡应麟云："吴会（今绍兴）、金陵擅名文献，刻本至多，巨帙类书咸荟萃焉。"

李时珍选择来到金陵，希望印刷出版《本草纲目》，而且他认为，这样的一部巨著，只有金陵的书商才有能力刊印，表明李时珍虽在湖北等地行医采药，却广晓天下之事。然而，事情并不如李时珍所愿，当时大部分的书商都热衷于刻印"程朱理学"等封建道德纲常方面的娱己之作，对李氏这部济世医人的不朽名著置若罔闻，或许他们把医人之术认为是雕虫小技，根本就没有放在眼里。因此，尽管李氏游历金陵多年，始终未能联系到一个合适的书坊合作，致使《本草纲目》的出版工作被迫停滞下来。

最后，经过李时珍及其儿子的不懈努力，《本草纲目》还是在金陵得以出版了，即我们今天看到的金陵版《本草纲目》。然而，它的问世与一位叫王世贞的明代著名人物有着密切关系，可以说，如果没有王世贞就没有今天我们看到的《本草纲目》金陵版。

在金陵期间，李时珍除了为人看病，还继续收集资料、采药辨药，不断完善书稿，同时一直在思考怎样才能够出版自己的书稿。李时珍编撰书稿引据古今经史百家书目之中，晋左思《三都赋》赫然在列。左思其貌不扬而又出身平民庶族，构思十年而成的《三都赋》不被时人所重视，但是有较高声誉的皇甫谧作序并为之宣扬，人们竞相传抄，以致"洛阳纸贵"。受此启发，李时珍认为，要找能够让《本草纲目》"洛阳纸贵"之人，当时的著名文学家王世贞是绝佳的人选。于是明万历八年（公元1580年），李时珍带着《本草纲目》书稿，满怀希望地乘船去江苏太仓拜访王世贞。关于这次会面，《本草纲目》王世贞序如此叙述："楚蕲阳李君东璧，一日过予弇山园谒予，留饮数日。予窥其人，睟然貌也，癯然身也，津津然谭议也，真北斗以南一人。解其装，无长物，有《本草纲目》数十卷。"

这次王李会面其实并不顺利，从王序中所用"谒予"两字可见，尽管李时珍年六十三，王世贞年五十五，但王世贞对李时珍并不是十分重视。好在李时珍面色润泽，身体清瘦，谈吐不俗，第一印象不错，遂"留饮数日"，如此李时珍才有机会向王

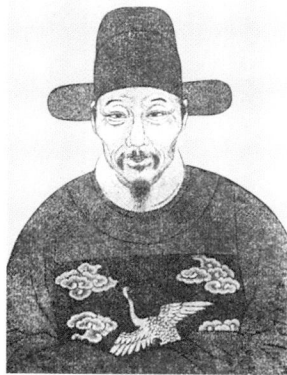

图1：王世贞画像

王世贞，字元美，号凤洲，又号弇州山人，生于明嘉靖五年十一月初五（公元1526年12月8日），卒于明万历十八年十一月二十七日（公元1590年12月23日），明代南直隶苏州府太仓州人。十七岁中秀才，十八岁中举人，二十二岁中进士，先后任职大理寺左寺、刑部员外郎和郎中、山东按察副使青州兵备使、浙江左参政、山西按察使，万历时期出任过湖广按察使、广西右布政使，郧阳巡抚，后因恶张居正被罢归故里。张居正死后，王世贞起复为应天府尹、南京兵部侍郎，累官至南京刑部尚书，卒赠太子少保。王世贞与李攀龙、徐中行、梁有誉、宗臣、谢榛、吴国伦合称"后七子"。李攀龙死后，王世贞独领文坛二十年，著有《弇州山人四部稿》《弇山堂别集》《嘉靖以来首辅传》《觚不觚录》等。

青囊

7

世贞介绍他的书稿。然而，王世贞当时没有时间也没有精力去细读《本草纲目》，因为此时他正忙着另外一件大事，即昙阳子羽化之事。据钱大昕《弇州山人年谱》：明万历八年，四月始谒昙阳子访道，自称弟子……九月昙阳化去，公为作传，敬美书之。

其中或许还有一个原因，就是此时的王世贞正迷恋于道家养生成仙术，并反感李时珍在《本草纲目》中对方士进行的批判和驳斥，两人思想上存有冲突。故王世贞《弇州续稿》书中对李时珍的来访有一番描述，略有嘲讽之意：蕲州李先生见访之夕，即仙师上升时也。寻出所校《本草》求叙，戏赠之。

李叟维稍直塘树，便睹仙真跨龙去；

却出青囊肘后书，似求元晏先生序。

华阳真逸临欲仙，误注本草迟十年；

何如但附贤郎舄，羊角横抟上九天。

从诸多文字表明，王世贞对李时珍本人及书稿并非十分重视，最后还是答应作序了。以序中"予方著《弇州卮言》"可推定，这篇序的初稿在二人初次见面之时便已写成，但不知何故十年之后才将序言完成并交付。那时王世贞正在南京刑部尚书任上，两鬓斑白，身体衰弱，加之其弟王世懋已于万历十六年（公元 1588 年）英年早逝，伤心不已；又无端受到弹劾，年前冬乞休不允，此时再次上疏乞致仕。践守前诺，故将前作之序略加润色，于万历十八年（公元 1590 年）春上元日这一天手书交给李时珍的。

关于王世贞迟迟没有作序有各种说法，有认为是因为李时珍拿不出高额的酬劳，这纯属臆猜，是没有依据的。但通常认为是由于王世贞 10 年间过得颇不顺利，又因辞官在家，心情不佳，懒得修改与完善序稿，这是有文字记载为佐证的。也有另一种说法，认为古人医儒相通，王世贞尽管是一位文学家，但对医理也十分精通，他发现了《本草纲目》书稿中有很多错误与不足，必须花大力气进行修订与补充，而不要急于刊刻，对此李时珍心悦诚服，于是又花了 10 年时间进行严谨编修后，再次找到王世贞，得到了认可，于是王世贞欣然作序，然后交与李时珍。根据这一说法，今天我们看到的《本草纲目》，不仅仅因为王世贞作序之后而得以出版，而应感谢王世贞的对书稿的意见，使得内容更加丰富与完善，达到一个新的高度。

王世贞在序言中评价曰："上自坟典，下及传奇，凡有相关，靡不备采……实性理之精微，格物之通典，帝王之秘录，臣民之重宝也。"这篇序言对于该书的评价甚高也恰如其分，称它为"性理之精微"，表明其中有精深的哲理；称它是"格物之通典"，无异谓其是一部百科全书，他的序言为金陵版《本草纲目》的出版增添了浓墨重彩的一笔，更起到了巨大的推动作用。

因为内容的杰出，加上王世贞序言的赞扬，李时珍几经周折，终于在明万历十八年（公元 1590 年）联系到金陵书商胡承龙，胡拜读过《本草纲目》手稿之后，认为这是一部很有收藏价值的杰出之作，决定出资刻印。当时李时珍已年届古稀，终因积劳成疾，老病交加，从金陵回到故乡蕲州，刻印之事交由长子李建中代办。明万历二十一年（公元 1593 年）该书正式

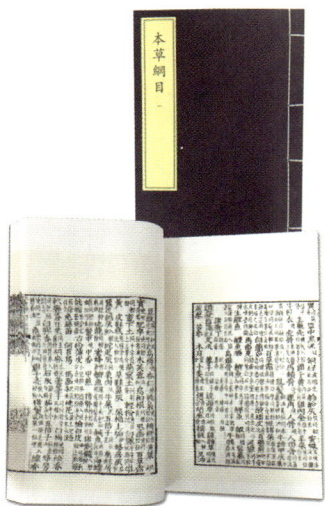

图 2 :《本草纲目》金陵版

青囊

在金陵甫将刊行,三年后(公元 1596 年)正式首刻问世,也就是《本草纲目》的祖本——金陵本。从此金陵本成为后世各种版本《本草纲目》的源头,最能反映其原貌。该书一经出版,很快风靡全国,成为社会各阶层的必藏之书。

《本草纲目》的"一祖三系"版本与传播

当时金陵版到底出版了几部已无从考证,但据查证资料表明,现存世之版本共 7 部,其中 5 部收藏于国外,国内仅有 2 部,分别藏于北京的中国中医科学院图书馆及上海图书馆。国外 5 部中,日本 3 部,分别藏日本内阁文库、京都恩赐植物园大森文库、伊藤笃太郎博士处;德国 1 部,藏柏林皇家图书馆,是 200 多年前荷兰人 Georgt Eberhard Rumpt 从中国得到后交给图书馆的;美国 1 部,藏国会图书馆,是我国抗日战争初期流传到美国的。

由于金陵版《本草纲目》的珍贵和存世稀少,在它问世之后,后世出现了数种据金陵本刊刻的版本,从而形成了《本草纲目》的不同版本体系,大抵可分为 4 类,各类版本之间文字有所差异,但最大的不同在于药图。

1. 金陵本

为《本草纲目》初刻本,又称祖本,由金陵(今南京)胡承龙于 1593 年刊刻问世。书前有药图 2 卷,计 1109 幅(绘药 1129 种),其中 98 种药图系转录自《证类本草》,其他药图绝大部分为重新绘制,是由李时珍的儿子李建中辑,李建元、李建木绘图,虽然比较粗陋且刻工欠佳,但能较好地反映李时珍的学术见解。现由上海科学技术出版社据上海图书馆藏金陵本影印出版;又有中医古籍出版社据中国中医科学院藏本出版横排铅印本;1998 年华夏出版社出版了刘衡如、刘山永《本草纲目》校点本,此校点本的底本为金陵本。2008 年上海科学技术出版社出版了钱超尘等整理的"金陵本《本草纲目》新校正"。 2011年《本草纲目》（1593年金陵胡承龙刊刻的原始木刻本）与《黄帝内经》（公元1339年胡氏古林书堂本）共同入选《世界记忆名录》，这是当年5月23~26日在英国曼彻斯特召开的联合国教科文组织世界记忆工程国际咨询委员会第十次会议上通过的。

2. 江西本

明万历三十一年（1603年）由夏良心、张鼎思重刻于江西南昌，是明末清初各种版本《本草纲目》的底本。该版文字、药图基本保持了金陵本面貌，但有变动。1977～1981年人民卫生出版社出版了刘衡如校点本，该版本前三册以江西本为底本，第四册参校了金陵本，有校记12600条，这一校点本已多次重印。

3. 钱蔚起本

明末钱蔚起1640年重新校刻《本草纲目》，刊于杭州，由陆喆将金陵本药图加以改绘，图分三卷，1110幅。从1640年至1885年间翻刻的《本草纲目》基本上都是用该本为底本，版次甚多，影响巨大。但其药图虽好看却多有失真，不易反映《本草纲目》原意。

4. 张绍棠本

清末张绍棠于1885年再次校刻《本草纲目》，刊于南京，文字参校江西本和钱本，由许功甫改绘药图，采录了《救荒本草》和《植物名实图考》中的一些药图，虽药图更为精细，但已非李时珍《本草纲目》的药图。该版刻工精细美观，自清末以至建国初期翻印的《本草纲目》，绝大多数都是采用张绍棠本为底本。

《本草纲目》问世后不久，随着商业贸易以及传教士的往来，先后流传到日本、朝鲜和西欧各国，并相继被译成朝、日、英、法、德、俄、拉丁等多种文字。它的东学西渐，对世界药物学的发展产生了深远影响。它能被国内外名流追逐几个世纪而爱莫能舍，主要在于它里面包含着取之不竭的精华和智慧，更加揭示了自然界的科学规律及其本质，它将在世界科学史上永放光辉。

《本草纲目》对后世的影响

《本草纲目》的问世对本草学的发展起到了承上启下的作用，明清两代研究本草风气盛行，与其不无关系，这段时期出现了一批本草著作，或多或少均与《本草纲目》相关。特别是到了清代，出现了诸多以《本草纲目》为蓝本，内容较为精简的本草读本，如康熙年间，蔡烈先辑《本草万方针线》，将《本草纲目》附方按主治病证分为 7 部 105 门，方后注明原书所在卷页，成为《本草纲目》方剂索引之滥觞。其后，又有曹绳彦《本草纲目万方类编》，宋穆《万方类纂》，朱铭《纲目万方全书》。还有将《本草纲目》的某一特定内容进行分类辑编，供不同需求者研究，如张睿的《修事指南》，耿世珍的《本草纲目释名》，蒋鸿模的《证治药例》等，可以说清代的大多数本草著作均是在《本草纲目》的基础上编纂而成的，但除了赵学敏的《本草纲目拾遗》对《本草纲目》进行了正误与补遗，其他大多数本草文献缺少创新，这是清代本草的不足之处。

现代本草的研究传统部分也离不开以《本草纲目》为基础，对《本草纲目》的研究依旧是现代中医药领域有一个热门焦点，不同版本的校勘本陆续出版；以《本草纲目》为主体的各种药性理论或临床实用性本草著作相继问世，有关《本草纲目》的研究论文每年都有数百篇在不同的期刊上公开发表。被誉为"当代《本草纲目》"的《中华本草》收录了《本草纲目》中大部分内容。研究《本草纲目》的学者不仅仅局限在中医药领域，植物学家、生物学家、动物学家、矿物地质学家、化学家，乃至哲学家、史学家、思想家、文学家对它的极大兴趣长盛不衰。一部《本草纲目》为什么具有这么大的生命力？影响这么深远？关键在于它不仅深刻地揭示了"本草"在自然界以及其他领域的规律和本质，正确预示了它们的未来，而且在不断地为人们的实践所验证。可以预想，《本草纲目》必将千秋万代，造福世人。

（陈仁寿　南京中医药大学）

《内经》三考

◉ 张效霞

一部《黄帝内经》，承载着丰富的中国传统文化思想，世人将之奉为哲学经典文献，中医将之举为医学理论之鼻祖。中医学术界围绕它的学术内涵、成书年代、文献价值，一直在不断探讨与研究，从而形成了一门学问，叫"内经学"。可是，在它的身上还有许多迷点值得今天的我们去考证，以还原其本来面目。

《内经》的成书年代与写作年代

《内经》的成书年代，自晋代皇甫谧以来，就一直是一个聚讼不休、见仁见智的学术公案，至今仍尚未取得统一的认识。总括起来，大致有四说。

因《内经》书名冠有"黄帝"之称，且其内容大部分是以黄帝与岐伯、雷公、伯高、少俞、少师、鬼臾区"六臣子"问答的形式而谋篇布局，所以皇甫谧、林亿等人就认为成书于黄帝时代。但"轩辕以前，文字未传"（《神农本草经集注·序》），且"黄帝亦治天下，岂可终日坐明堂，但与岐伯论医药针灸耶？"（司马光《传家集·与范景仁第四书》）因此，"晋·皇甫谧以下，历代医家断为岐、黄所自作，此殊不然也"（丹波元简（日）《素问识·素问解题》），"至以为黄帝与岐伯对问，盖属荒诞。无论《隋志》之《素问》，即《汉志》所载《黄帝内外经》，并依托也"（姚际恒《古今伪书考》）。

自宋代以来，"谓《素问》为真黄帝之书，则恐未可"（《传家集·与范景仁第四书》），成为学者之共识，于是有的学者就从《内经》的语言文字着手，认为其成书于战国时期。程颢曰："观《素问》文字气象，只是战国时人作，谓之三坟书则非也。"程颐云："《素问》之书，出战国之末，气象可见。若是三皇五帝典坟，文章自别。其气运处，绝浅近。"（《二程全书》）明·胡应麟也说："医方等录，虽亦称述黄、岐，然文字古奥，语致玄眇，盖周秦之际，上士哲人之作。其徒欲以惊世，窃附黄、岐耳"，"虽非轩后，非秦后书。"（《四部正讹》）

思维禁锢一旦被打破，思想视野随即开阔无限。宋元之后，有的学者不仅仅局限于"文字气象"，而是将《内经》中的某些术语、理论或学说等内容与成书于汉代及其以前的其他书籍中的相同或近似之处进行横向或纵深比较，从学术发展断代水平的角度，提出了《内经》成书于汉代的新观点。明·顾从德《重雕素问序》云："今世所传《内经·素问》，即《黄帝之脉书》广衍于秦越人、阳庆、淳于意诸长老，其文遂似汉人语，而旨意所从来远矣。"甚至有人以为是西汉淮南王刘安所作，"《素问》之文非上古，人得知之。以为全元起所著犹非隋唐文也。惟马迁、刘向近之，又无此等义语。宋·聂吉甫云：既非三代以前文，又非东都以后语，断然以为淮南王之作。予意《鸿烈解》中《内篇》文义，实似之矣。但淮南好名之士，即欲藉岐黄以成名，特不可曰述也乎！或医卜未焚，当时必有岐黄问答之书，安得文之以成耳。

不然，阴阳五行之理，学思固得；人身百骸之微，非圣不知。何其致疾之由、死生之故，明然纤悉。此《淮南》解性命道理处，必窃《素问》，而诡异奇瑰处，乃苏飞等为之也。故宋·潜溪以《淮南》出入儒墨不纯正，此是也。且《淮南》'七十二候'与《素问》注，皆多'芍药荣'五物，改'麦秋至'为'小暑至'，较《吕氏春秋》不同，则王冰当时亦知《素问》出《淮南》也。岐黄之文，至于首篇曰'上古''中古'，而曰'今世'，则黄帝时果末世耶！又曰'以酒为浆，以妄为常'，则仪狄是生其前，而彼时人已皆伪耶？《精微论》中'罗裹雄黄'，《禁服篇》中'歃血而受'，则'罗'与'歃血'，岂当时事耶！予故以为岐黄问答，而淮南文成之者耳。"（郎瑛《七修类稿》）

由于从语言文字看，"知卒成是书者，六国秦汉之际也"（窦苹《酒谱》），"观其笔墨，半是秦汉文字"（刘奎《瘟疫论类编》）；而从学术内容看，则为"汉人所述无疑"（《素问识·素问解题》），于是乎头脑灵活、擅于折衷别人之论的学者，就提出了一个四平八稳、圆滑老到的"非成于一时一人之手"说，首倡者为赫赫有名的大学者吕复，"《内经·素问》，世称黄帝、岐伯问答之书，乃观其旨意，殆非一时之言；其所撰述，亦非一人之手。"（《九灵山房集·沧州翁传》）

以上关于《内经》成书年代的四种说法，除成书于黄帝时代外，其他三种观点和主张，在现代学术界都有为数不少的支持者，但不论是"战国说"，还是"汉代说"，抑或是"非一时一人说"，都没有得到公认。究其原因，窃以为主要是将《内经》各篇的写作年代与《内经》一书的成书年代混为一谈的缘故。

或曰：写作年代与成书年代是一个十分浅显的问题，自古至今这么多大家学者难道还能混淆么？诚然，对我们今人来说，这早已不是一个问题了，但要理解汉代甚至是六朝以前，也就是雕版印刷术发明之前，一本书的写作年代和成书年代，却须颇费一番笔墨才能说清楚。

《黄帝内经》一名，昉见于《汉书·艺文志》。班固撰写的《艺文志》，乃是根据西汉末年刘歆的《七略》，"今删其要，以备篇籍"（《汉书·艺文志》），也就是"因《七略》之辞，为《汉书·艺文志》"（《七录序》），而刘歆的《七略》又是在其父刘向《别录》的基础上，"撮其指要"而成的。换言之，《黄帝内经》的书名最早见于《别录》《七略》，比此更早的记载至今未见。那么，《黄帝内经》之名，是否为刘向父子所定呢？

刘向校书时，"每一书已，向辄条其篇目，撮其指意，录而奏之"（《汉书·艺文志》）。是说刘向校书除了广备众本、校雠讹误等相对简单的校勘工作外，还进行了条次篇目、厘定部类、叙述源流等"辨彰学术、考镜源流"的学术工作。此外，后人（孙德谦《刘向校雠学纂微》、蒋元卿《校雠学史》、姚名达《中国目录学史》等）根据《别录》《七略》的佚文，发现"定立书名"也是刘向父子校书时的一项重要任务。证之历史，也确乎如此。

汉代以前的书籍，大都既无篇名，也无书名。余嘉锡先生曾说："古人著书，既不题撰人，又不自署书名。后之传录其书者，知其出于某家之学，则题为某氏某子，或某姓名。"（《古书通例·叙刘向之校雠编次》）"古书书名，本非作者所自题。后人既为之编次成书，知其为某家之学，则题其氏若名以为识别；无名氏者，乃约书中之意义以为之名。所传之本多寡不一，编次者亦不一，则其书名不能尽同。刘向校书之时，乃斟酌义例以题其书。"（《古书通例·汉志著录之书名异同及别本单行》）关于《内经》，余嘉锡在《四库提要辨证》中更明确地指出："刘向于《素问》之外，复得黄帝医经若干篇，于是别其纯驳，以其纯者，合《素问》编之，为《内经》十八卷。其余则为《外经》三十七卷，以存一家之言。"

既然"《内经》，刘向编《七略》时已有之"（杭世骏《质疑》），且其书名很可能出自刘向父子之手订，那么，刘向校书具体在什么时间呢？

根据《汉书·成帝纪》记载，河平三年八月"光禄大夫刘向校中秘书，谒者陈农使，使求遗书于天下"。这就是《汉书·艺文志》所说的："至成帝时，以书颇散亡，使谒者陈农求遗书于天下。诏光禄大夫刘向校经传、诸子、诗赋……侍医李柱国校方技……会向卒，哀帝复使向子侍中奉车都尉歆卒父业。歆于是总群书而奏其《七略》。"很显然，校书开始于河平三年（公元前26年8月），当时刘向54岁，他"年七十二卒"（刘向卒于成帝绥和元年，公元前8年），死的时候这项工作已经进行了19年（应劭《风俗通》："刘向为孝成皇帝典校书籍二十余年。"此是合刘向父子校书之年笼统计算而言），尚未完成，次年（绥和二年）哀帝即位"复使向子……歆卒父业"，继续领校少许未毕之书（《汉书·楚元王传》）。至第二年即建平元年（公元前6年）四月，刘歆上《移太常博士书》，建议将《左氏春秋》《毛诗》《仪礼》《古文尚书》四家古文经学立于学官，触犯朝廷今文经派，"为众儒所讪"。刘歆被迫求外出补官，徙为五原太守，于当年夏秋之间离京，刘向父子共同校书的神圣任务遂告终止。这说明刘歆继承父业领校典籍，为时不过一年之余。则《内经》成书年代当在公元前26年～前6年之间。

或又曰：刘向有可能是根据"中"（国家藏书，包括天府、石渠阁、天禄阁、兰台、石室、延阁及太常、太史、博士等处的藏书）、"外"（官员和民间的私人藏书）图书中已有的《黄帝内经》一书为底本进行校勘的，《内经》成书年代或在刘向校书之前。这确实是一个暂时还无法彻底解决的问题，如果《别录》《七略》没有亡佚的话，相信刘向在"书录"中会有明确交代的。不过，从现存七八篇刘向所写的"书录"（《战国策书录》《晏子书录》《孙卿子书录》《管子书录》《列子书录》《韩非子书录》《邓析子书录》）来看，在当时书写条件比较困难的情况下，书籍大多是单篇流传的，很少有如后世完整的某一部书存在。简言之，刘向校书时，世上只存有若干散乱的以黄帝与诸臣子问答为形式的医学篇章,这些篇章都是单篇别行,刘向、李柱国搜集、整理、删重、分类、校勘之后,编订为《黄帝内经》一书。因此,将《内经》成书年代的下限定为公元前26年8月～公元前6年4月之间,当非孟浪之举,亦非无稽之谈。

明确了《内经》成为真正意义上的一部完整书籍的下限,那么影响甚巨的"非一时之言""亦非一人之手"之说,说的则是《内经》各篇的写作年代,而非其成书年代。姚际恒曾云:"其中言黔首,又《脏气法时》曰夜半、曰平旦、曰日出、曰日中、曰日昳、曰下晡,不言十二支,当是秦人作。又有言岁甲子、言寅时,则又汉后人所作。故其中所言有古近之分,未可一概论也。"(《古今伪书考》)简单而直接地说,《内经》中的篇章,有的写于春秋战国,有的作于秦汉之际,有的出于西汉人之手。不仅如此,有的篇目,"虽不实出黄、岐之世,要亦去先王未远时人祖述黄、岐遗意而作"(周木《素问纠略序》),"其言虽不尽出于黄帝、岐伯,其旨亦必有所从受"(明·程敏政《新安文献集·运气说》引宋代王炎语),"其文不必尽古,而其法则出于古也"(黄省曾《五岳山人集·内经注辨序》)。具体地说,因为古代书籍经历了由口传心授到文字记录的演变过程,《内经》中有的篇章可能源于自黄帝时代起就世世代代口耳相传的内容,只是形成文字的时间是在战国或以后,"至于战国之时,方术之士,遂笔之书,以相传授,如《列子》之所引,与夫《素问》《握奇》之属,盖必有粗得其遗言之仿佛者,如许行所道神农之言耳。"(朱熹《古史余论》)"和、扁诸神医,必有传于岐黄真谛,而后能彰起死回生之术。则岐黄之微言,宜有一二存乎后世者,而后人附会之,以成是书。"(祝文彦《庆符堂集》)正如首倡"非一时一人说"的吕复所云:"大略如《礼记》之萃于汉儒,而与孔子、子思之言并传也。"(《九灵山房集·沧州翁传》)也就是说,《内经》虽非黄帝之所作,但保留有黄帝时代的微言大义,诚如章学诚所云:"《本草》《素问》道术原本炎黄，历三代以至春秋，守在官书世氏，其间或存识记，或传耳口，迭相受授，言不尽于书也。至战国而官亡籍去，遂有医家者流，取所受授而笔之于书，今所传本是也。"（《与孙渊如观察论学十规》）这也是本文将《内经》的成书年代与各篇的写作年代区分开来的意义之所在。

当然，今本《内经》一书在流传过程中，几经散佚和整理，已非刘向定本之原貌。元代刘骃曾云："夫《内经》十八卷，《素问》外九卷不经见，且勿论。姑以《素问》言，则程、邵两夫子皆以为战国出矣。然自《甲乙》以来，则又非战国之旧矣。自朱墨以来，则又非《甲乙》之旧矣。而今之所传，则又非朱墨之旧矣。"（《内经类编序》）清代耿文光亦曰："全本为《素问》旧第，今本目录为王冰所定。然则，王冰本非《内经》原书，宋校本《重广补注》又非王氏原书矣。"（《万卷精华楼藏书记》）简单地说，"汉献迁徙，晋怀奔进，文籍焚糜，千不遗一"（《神农本草经集注·序》），特别是"王莽之末，长安兵起，宫室图书，并从焚烬"（《隋书·牛弘传》），刘向父子雠校之《内经》，也难逃厄运。所以在《素问·灵兰秘典论》有"中正"和"州都"这样的曹魏以后才有的官名，说明此篇可能是六朝之人的补亡之作。特别是《素问》第七卷梁代已亡，王冰注释《素问》时，"于先生郭子斋堂，受得先师张公秘本"而补入，也就是通常所谓的"运气七篇大论"。而《刺法论》《本病论》两个"遗篇"，则是王冰以后人所托而作。但不论如何，均改变不了今本《内经》主体（除"七篇大论"及"遗篇"外）成编时间在公元前26年～前6年之间的历史事实。至于自古至今的学者，从文字音韵、天文历法、避讳、五脏配五行等各个方面进行的所谓《内经》成书年代的研究，实际上说的都是《内经》各篇的写作年代，而今本《内经》的写作年代，则是经历了岐黄时代发其端，一直延续到王冰之后的唐宋人的漫长历程。

《白氏内经》原为《百氏内经》

　　白氏《内经》《外经》《旁篇》凡99卷，自《汉书·艺文志》著录之后，可以说消失的无影无踪，几乎没有留下一点可供寻绎的线索。惟姚振宗在《汉书艺文志条理》中说："白氏不详何人，自来医家罕见著录。其书大抵亦本黄帝、扁鹊《内外经》而申说之，故其《内经》卷数倍多于前。《旁篇》者，旁通问难之属也，或统于白氏，或别为一家。又按：本《志》'杂家'《伯象先生》一篇，《风俗通·姓氏篇》作'白象先生'。张澍辑注曰：'伯'与'白'同。又，《集韵》：白，音博陌切，与'伯'同。疑此白氏即岐伯，而称伯氏者。此类医经皆黄帝、扁鹊、岐伯之所传，而后如秦越人、仓公，亦皆引申发明之。"

　　细品此说，无论如何都是不能成立的。"白"与"伯"音同相通，"白氏"或为"伯氏"是可能的，但绝对不能据此而认定"白氏即岐伯"。姚振宗这位晚清赫赫有名的目录学大家，之所以会有此说，乃是因为在《隋书·经籍志》中有《岐伯经》一书的缘故。其在《隋书经籍志考证》"岐伯经十卷"条又说："《汉志》医经家惟有黄帝、扁鹊、白氏三家《内外经》各若干篇及《旁篇》凡七部，白氏不知何人？《集韵》言'白'与'伯'同，疑即伯氏，伯氏或即岐伯。此《岐伯经》岂《汉志》《白氏内外篇》之留遗者欤？又疑即王叔和《脉经》之异名，《脉经》本纂岐伯诸家之说者也。"

　　从姚振宗自言"又疑即王叔和《脉经》之异名"来看，其本人对"白氏即岐伯"也没有多大把握。考之通例，无岐伯称伯氏之理；稽之典籍，亦无岐伯称伯氏之例。因此，"白氏即岐伯"之说，绝不可凭。实际上，宋代以前书目中，以"岐伯"为名的书籍除《岐伯经》外尚有很多，如《岐伯灸经》（《唐书·艺文志》）、《岐伯针经》《岐伯论针灸要诀》（《宋史·艺文志》）、《岐伯精脏论》（《通志·艺文略》）等。这些古医籍大多是六朝时人托名岐伯或掇拾黄帝学派书中岐伯之言而撰成的，与《汉书·艺文志》中的白氏《内经》

《外经》与《旁篇》，可以说是毫无任何关系。

我们认为，要揭橥《白氏内经》的"庐山真面目"，必须从刘向父子校书时是如何确定书名及部类图书说起。因为《汉书·艺文志》是在刘向、刘歆《别录》《七略》的基础上"今删其要，以备篇籍"而成，几乎"全用《七略》"（王国维《观堂集林·汉书艺文志举例后序》）。

从现存资料看，《白氏内经》虽首见于《汉书·艺文志》，但"（黄帝）《内经》，刘向编《七略》时已有之"（杭世骏《质疑》），以此推之，《白氏内经》之名也无疑最早见于《别录》《七略》，并且很有可能是刘向父子所定名。这是因为古人著书，多不著撰者姓名，且"多单篇别行，及其编次成书，类出于门弟子或后学之手，因推本其学之所自出，以人名其书"，"古书之命名，多后人所追题，不皆出于作者之手，故惟官书及不知其学之所自出者，乃别为之名。其他多以人名书"（余嘉锡《古书通例·古书书名之研究》）。具体说来，两汉以前的学者，并非专以著书为能事，故有的著作不一定题有书名，后来校书者可以根据其内容，定一书名。又有原书名不妥或有歧义者，校书者也可以参酌情况，重为更定。刘向校书时，也确乎进行了重订书名的工作。徐坚《初学记》引《别录》云："所校雠中《易》传《淮南九师道训》，除复重，定著十二篇。淮南王聘善为《易》者九人，从之采获，故中书署曰《九师书》。"是此书原名《九师书》，今称《淮南九师道训》，则为刘向所改定。《战国策书录》又云："中书本号，或曰《国策》，或曰《国事》，或曰《短长》，或曰《事语》，或曰《长书》，或曰《修书》。臣向以为战国时游士辅所用之国，为之策谋，宜为《战国策》。"表明此书在当时搜集到的不同本子中有六种不同的书名，刘向根据其内容，选择了《国策》的名称；又为明确起见，更加上一个"战"字，并于"书录"中说明了理由。《白氏内经》是否为刘向所定及其命名缘故，"盖必尝著其说于《别录》，而今不可见矣"（余嘉锡《四库提要辨证》）。《别录》《七略》今虽亡，但以《淮南九师道训》《战国策》

等是由刘向所改造命定的新书名推之，并揆诸当时图书流传之客观实际状况，则《白氏内经》的书名亦当出于刘向校书时，有所定名，盖无疑矣。

虽然我们今天已无法确知《白氏内经》书名来由之原委，但仍可从《汉书·艺文志》中寻觅出刘向父子确定书名的大体原则。这对我们理解《白氏内经》具体之所指，颇有裨益。简单地说，一是以人名命书，"古人著书，既不题撰人，又不自署书名。后之传录其书者，知其出于某家之学，则题为某氏某子，或某姓名"（《古书通例·叙刘向之校雠编次》）。对此，《诸子略》和《诗赋略》体现得尤为明显，"题某人或某官某者，居十之九"（《古书通例·古书书名之研究》）。以《诸子略》的"名家类"为例，收书"七家，三十六篇"，分别是《邓析》二篇《尹文子》一篇《公孙龙子》十四篇《成公生》五篇《惠子》一篇、《黄公》四篇、《毛公》九篇，显然皆为以人名命书者。二是以学术旨趣所属学派与师承关系命书，"古人著书，不自署姓名，惟师师相传，知其学出于某氏，遂书以题之，其或时代过久，或学未名家，则传者失其姓名矣。即其称为某氏者，或出自其人手著，或门弟子始著竹帛，或后师有所附益，但能不失家法，即为某氏之学"（《古书通例·古书不题撰人》）。如《乐》类中的《雅琴赵氏》《雅琴师氏》《雅琴龙氏》等即为其例证。以此命名的书籍，在《汉书·艺文志》中随手可摘，兹不赘举。刘向之所以以人类书、以学派归属名书，乃是因为"各家之书，无论自己所著或弟子所述，皆有门弟子传授肄习，而中间遇有成学之士，有所论著，亦附师书以传。故即使数传之后，继起无人，而其书亦自成部居，不与他书杂乱，此刘向校书，所以得据以定为某人之书，而弟子后学之作，亦遂往往厕次其中也。故诸子之书，每非一人专著，而为一家一派总集。"（罗根泽《"墨子"探源》）。

了解了《白氏内经》或为刘向所定名及刘向定立书名的原则之后，知晓刘向父子部类图书的义例，对揭示《白氏内经》的书名含义，则成为殊为重要的事情，甚至可以说是我们今天唯一可以值得凭藉的"可靠"线索。

纵观《汉书·艺文志》，可以发现刘向父子部类图书，并非随意而为，而是条理清晰，秩然不紊。先把当时书籍按学科领域及性质分为六艺、诸子、诗赋、兵书、数术、方技六个一级学科（即"类""大类"），然后"剖析条流，各有其部"，复分为若干二级学科（即"种""小类"），即《六艺略》以古书对象分为易、书、诗、礼、乐、春秋、论语、孝经、小学九种；《诸子略》以学术思想分为儒家、道家、阴阳家、法家、名家、墨家、纵横家、杂家、农家、小说家十种；《诗赋略》以学术派别之不同将赋分为屈原、陆贾、荀卿三种，并附以与"赋"体裁不同的杂赋、歌诗两种，共五种；《兵书略》以作用分为兵权谋、兵形势、兵阴阳、兵技巧四种；《数术略》以职业分为天文、历谱、五行、蓍龟、杂占、形法六种；《方技略》则以学科性质及作用分为医经、经方、房中、神仙四种。每"种"（小类）之下，也都有其书籍排列之义例可循，因《白氏内经》在"医经"这一"小类"，所以对"小类"编排顺序及其个别书名命定之特例进行追溯，对廓清《白氏内经》之性质，就是一个更为重要和关键的问题。大体说来，每一"小类"基本都是按照时代先后及学术派别之归属进行整理和归类，而且学派归属、学术倾向明确者排在前面，学术倾向不明确或学说驳杂者列在后面，且以"杂"或"百"字来命名这些著作。

如《易》类，按照其书籍产生时代有"经""传""章句"之次列，"经""章句"皆有施、孟、梁丘三家，"传"则在《周氏》《服氏》《杨氏》《蔡公》《韩氏》《王氏》《丁氏》《淮南道训》等这些作者明确的书名之后，有《古杂》《杂灾异》之书名，且不署作者姓名。沈钦韩云："《古杂》者，盖年代汗漫，虽有其书，莫究其用。亦未知是周太卜所掌与否，故存疑云尔。或杂说古帝王卜筮之事，如汲君《师春》但取《左传》卜筮事为书耳。"（《汉书疏证》）姚振宗曰："古今杂说阴阳灾异占候之书，别为一类。"（《汉书艺文志条理》）与此相同者，《孝经》一篇、十八章，长孙氏、江氏、后氏、翼氏四家之后，有《杂传》四篇，亦不署名，姚振宗云："《杂传》者，不主一家。刘中垒裒录诸家之说，题以此名。"（《汉书艺文志条理》）由《古杂》《杂灾异》《杂传》等书名命定缘由来看，刘向父子校书时对所用底本不著撰人姓名，且学说歧异，驳杂不纯，不主一家，难以归入一家一派的书籍，署以"杂"字。

又如《诗》类，为之做训诂者有齐、鲁、韩、毛四个学派，"齐派"在《齐后氏故》《齐孙氏故》《齐后氏传》《齐孙氏传》之后，有《齐杂记》一书且不具作者之名，姚振宗曰："此与春秋《公羊杂记》相类，皆合众家所记以为一编。"（《汉书艺文志条理》）同样地，注释《春秋》者有左氏、公羊、谷梁、邹氏、夹氏五个学派，在"公羊"学派中，除《公羊颜氏记》《公羊董仲舒治狱》外，有《公羊杂记》八十三篇，张舜徽注云："此书既名《杂记》，又有八十三篇之多，盖亦经师荟萃群言之作，故不著其名氏。"还有，"阴阳家"有《杂阴阳》三十八篇，班固注云："不知作者。"张舜徽注曰："学者撮抄群言之作，以其为荟萃之丛编，故作者不自署名也。"另外，"道家"有《杂黄帝》五十八篇，班固注云："六国时贤者所作。"此书只知道作者的生活时代——六国，但冠以"贤者"，与不署作者之名基本无异。张舜徽注释说："凡云'杂'者，谓其不纯一也。此盖六国时人治《道德》之术者，杂集众说，兼采异论以成一编。篇幅较多，又托为黄帝遗教，故名之曰《杂黄帝》。"（《汉书艺文志通释》）由《齐杂记》《公羊杂记》《杂阴阳》《杂黄帝》等立定书名之来由看，刘向父子对作者不明，学派归属虽然明确，但却是综合诸家、荟萃群言、杂集众说的书籍，也冠以"杂"字。

再如"小说家"，罗列十五家书籍之末，有《百家》百三十九卷，亦无署名。张舜徽云："此与道家之《道家言》、法家之《法家言》、杂家之《杂家言》同例，俱殿各家之末，乃学者撮抄精言警句之编。小说家百家之说尤广，故所录为多，致有百数十卷。"（《汉书艺文志通释》）对这种名为《百家》的义例，刘向自己曾做过解释："所校中书《说苑杂事》及臣向书，民间书诬。校雠其事类众多，章句相溷，或上下谬乱，难分别次序。除去与《新序》复重者，其余者浅薄不中义理，别集以为《百家》。"（《说苑叙录》）于此可见，刘向父子对一个学科或学派内将众多各家之说汇辑为一编及"浅薄不中义理"者，在书名中加以"百"字。

刘向父子以"百""杂"之字命书之义例，已如上述。行文至此，我们完全可以对《白氏内经》之具体所指做出解释了。首载《白氏内经》的《汉书·艺文志·方技略》是这样说的："黄帝《内经》十八卷、《外经》三十七卷，扁鹊《内经》九卷、《外经》十二卷，白氏《内经》三十八卷、《外经》三十六卷、《旁篇》二十五卷。上，医经七家，二百一十六卷。"此之黄帝、扁鹊、白氏《内外经》是以人名定书名？还是以"不失家法，即为某氏之学"亦即以书籍学术旨趣之归属来命书的呢？对此，日本学者山田庆儿指出："可以把黄帝、扁鹊、白氏这三家之名看作是把他们尊奉为鼻祖的学派的名称。我目前的工作假设是：西汉有过各种各样的医学学派，它们曾经大致为三个系统。我认为，《黄帝内经》可以说是黄帝学派的论文总汇编。"（《黄帝内经》的形成）我国学者李伯聪也说："可以说，不需要有什么特殊的'眼力'，就可以看出其中包括了黄帝、扁鹊、白氏三个学派的医经。"（《扁鹊和扁鹊学派研究》）笔者完全同意将"医经类"中的黄帝、扁鹊《内外经》作为黄帝学派和扁鹊学派"论文总汇编"的意见，但白氏《内外经》是否是白氏学派的医经，则存有不同意见。"白氏"著作仅以其《内外经》计算，即达74卷，是扁鹊《内外经》21卷的三倍还多，比黄帝《内外经》55卷也多出近20卷；若将《旁篇》25卷也计算在白氏名下，则达近百卷，是扁鹊学派著作卷数的近5倍、黄帝学派的近2倍，若当时的确存在一个以白氏为学术带头人的"白氏学派"，则其风头和势力远远凌驾于黄帝学派、扁鹊学派之上，据刘向父子校书之义例推之，不当在书名中仅冠以"白氏"，即使以其姓氏为书名，也应当对这位在当时比黄帝、扁鹊还赫赫有名的"白氏"以"注"的形式对其字号做一交代。而刘向父子、班固都没有做出注释说明，因此将《白氏内经》视为"白氏学派"著作荟萃之说，就难以服众了。

以黄帝、扁鹊《内外经》是"学派论文汇编"恒之，则《白氏内经》亦当是一"学派论文集"，但这一学派却不可名为"白氏学派"，究竟是指哪个学派呢？笔者以为，"白"为"百"之讹，因形近致讹。《史记·酷吏列传》谓汉武帝时盗贼群起，南阳有"白政"，而《汉书·酷吏传》作"百政"，即为其例证之一。其实，根本不需要寻找原为"百"字，后讹为"白"字的书证。"百"讹为"白"，是在流传过程中脱去"一"横的人所共知的"脱简说"，就完全可以得到合情合理的解释的。如此一来，《白氏内经》原为《百氏内经》也。

刘向为何有《百氏内经》之名呢？这还需要从刘向父子校书时流传书籍的实际情况说起。当时，书籍多以简策书写，简重丝细，日久易散，而且各篇单行，篇章任意分合，全书尚未定型。刘向父子面对搜集到的堆积如山、散乱无序的一万二千三百余篇简策，实感整理编定之不易。对其中既无署名又无书名的一些书籍命定书名，也是需要颇费一番周折。身为当时博学鸿儒的刘向非常清楚汉代以前，治学注重师法、家法的传统，当时的情况是"师之所传，弟之所受，一字毋敢出入"（皮锡瑞《经学历史》），甚至可以说每一家各守一摊，除了自己这一摊，什么都不闻不问。于是寻绎著者之思想，"推本其学"，因而溯沿学术之源流，按照作者或学派把这些单篇流行的文章收辑起来，校其讹误，去其重复，将它们编集在一起，并以其学派开山鼻祖之名为书名，就成为至便稳妥的选择，这也是笔者之所以不厌其烦地推寻刘向命定书名和部类图书之义例的原因所在。

就"医经类"书籍而言，刘向、李柱国搜集到的单篇别行的简策中，既有祖述黄帝学派的论文，也有程绍扁鹊学派的论作，于是分别将原本散乱无序的黄帝学派和扁鹊学派之书进行筛选排比、整理归类，然后编为一册，定著而成新书，并命名为黄帝、扁鹊《内外经》。除此之外，还有众多研究旨趣、

青囊

学术观点与黄帝、扁鹊学派不尽相同的文章，但不失为关于"医经"的重要论述，也将它们汇集起来辑为一编，名之为《百氏内经》《百氏外经》。因为收录的既有作者署名者，也有不著撰人姓名者，且合众家所记、荟萃群言，所以冠以"百氏"；也因为是将众多各家之说汇编成册，与专收一家一派论文总集的黄帝、扁鹊《内外经》显然不同，所以刘向将其列于黄帝、扁鹊之后；又因为其杂集众说、兼采异论，篇幅庞大，字数甚多，《内经》《外经》虽已达 74 卷之多，但依然容纳不下，所以又有《旁篇》25 卷之设；更因为是众家汇集之作，其学说驳杂不纯，非一家之学，又非一派之说，很难被师传其学、弟受其业的哪一学派所重视，所以自《汉书·艺文志》之后，就再也看不到其只言片字了。

综上所述，不论是从刘向校书时确立书名及部类图书的义例进行考证，还是从当时图书流传的历史客观情况进行考察，抑或是从基本的逻辑原则出发进行推论，《白氏内经》无疑当为《百氏内经》，即《百家内经》也；"百"之义犹"多"，即《多家内经》也；"百"之义犹"杂"，即《杂家内经》也。

《内经》与《外经》关系新解

《汉书·艺文志》有黄帝、扁鹊、白氏《内经》《外经》之记载，关于《内经》与《外经》之间的关系，中医学界以丹波元简在《素问识》中的说法最具代表性："内外，犹《韩诗》内外传、《春秋》内外传、《庄子》内外篇、《韩非》内外诸说，相对名之焉尔，不必有深意。而吴崐、王九达并云：五内阴阳谓之内。张介宾云：内者，生命之道。杨珣云：内者，深奥也。方以智云：岐黄曰《内经》，言身内也。然则其《外经》者，载身外之事，其言不深奥者欤？"其子丹波元胤在《中国医籍考》中进一步解释说："内外……

以次第名焉者。""'内'字，诸家有说，不可从也。"简言之，"内外"二字乃两者相对而言，没有更多的奥理在其中。文史学界以张舜徽在《汉书艺文志通释》中的解释最具权威性："医书之分《内经》《外经》犹《春秋》《韩非》有内外传、《晏子春秋》《庄子》《淮南》有内外篇也。《汉志·诸子略·杂家》著录《淮南内》二十一篇、《淮南外》三十三篇。颜师古注云：内篇论道，外篇杂说。《庄子》分内外篇，成玄英序云：内则谈于理本，外则语其事迹。斯又二者之异也。大抵内篇为作者要旨所在，外篇其绪余耳。医书之《内经》《外经》，亦同斯例。由于阐明理道者，辞旨精要，与夫杂说旁陈者不同，故《黄帝内经》十八卷，而《外经》为三十七卷。"约言之，《内经》为辞旨精要的要旨，《外经》乃杂说旁陈的绪余。

丹波元简、张舜徽都以《晏子·春秋》《庄子》《淮南子》有内外篇这些"一人所著书，而分内外者"为例，解释说明《内经》与《外经》的关系，但余嘉锡在《古书通例·古书之分内外篇》中指出："陆德明《庄子音义》曰：'内者对外立名。'此但释其字义而已，未尝言所以分内外之故也。成玄英《庄子疏》序则曰：《内篇》者，内以对外立名。内则谈于理本，外则语其事迹。'此但可释《庄子》而已，未能悉通之于他书也。"要言之，丹波元简、张舜徽之说都难以用来解释分为二书的《内经》与《外经》之关系。

此外，中医学家恽铁樵在《群经见智录·内经成书第二》中说："内者，对于外之辞……《内经》有'上经下经''揆度奇恒'之语。《病能篇》曰'上经者，言气之通天；下经者，言病之变化'亦是一例。准此，《内经》当为论患病原理之书，《外经》当为论治病方法之书。"其实，现存《黄帝内经》除了"原人血脉经络骨髓阴阳表里，以起百病之本，死生之分"的"患病原理"外，其有关针灸方法及病机治则的论述，都是"用度箴石汤火所施，调百药齐和之所宜"的"治病方法"。而药物、方剂这些"治病工具"，则专门记载于《汉书·艺文志》中"本草石之寒温，量疾病之浅深，假药味之滋，因气感之宜，辨五苦六辛，致水火之齐，以通闭解结，反之于平"的"经方类"书籍中，根本不可能完全载于《外经》中。显而易见，《内经》不必尽论"患病原理"，而不论"治病方法"；《外经》也不必尽述"治病方法"，而不述"患病原理"也。

文史学者余嘉锡在《古书通例·古书之分内外篇》中又说："凡以内外分为二书者，必其同为一家之学，而体例不同者也。"且举《左传》和《国语》为例解释说："《论衡·案书篇》曰：'《国语》者，《左氏》之《外传》也。左氏传经，辞语尚略，故复选录《国语》之辞以实之。'王充去刘向不远，知当时已有《外传》之名。然《汉志》不题《外传》者，因已有《国语》之名，不必复用内外以为识别也。今姑不问《左传》《国语》为左丘明所著与否，而汉人则固以为一人之书。《内外传》云者，亦汉人称之，此可以悟一家之学，分题内外之故矣。"并进一步推论说："《方技略》内黄帝、扁鹊、白氏皆有内外经，今惟有《黄帝内经》，其他皆不存，无以知其体例。然《内外》皆是医经，其为一家之学，则固灼然可知也。"众所周知，《左传》《国语》同为解说《春秋》的著作，《左传》为纪事本末的编年史体，《国语》为以国分类的国别史体，以它们为例说明"一家之学而兼备二体"是书籍分作《内经》《外经》的根据，是非常合适的。黄帝、扁鹊、白氏三家都有《内经》和《外经》，各自均为一家之学，是自不待言的，但《内经》与《外经》在体例上有何不同呢？难道是《内经》为"问答体"、《外经》为"论述体"？除此之外，言说医学的体裁还有什么呢？而现存《黄帝内经》虽然大部分为"问答体"，但也有为数不少的没有君臣对问的"论述体"。因此，以黄帝、扁鹊、白氏《内经》《外经》"同为一家之学，而体例不同"这一颇具新意的说法来揭示《内经》与《外经》之关系，总觉得在论据上牵强不足，在道理上也扞格难通。

关于为何名为《内经》与《外经》及其关系，在刘向父子的《别录》与《七略》中肯定会有详细的介绍。刘向"录而奏之"皇帝的《别录》，刘歆"总群书而奏"的《七略》，亡佚已久，致使何以别为《内经》与《外经》的缘故，我们今天可以凭借的资料实在不是很多，但并非无可稽考。

《内经》与《外经》之目，虽载于《汉书·艺文志》，但实际上首见于《别录》。这是因为《汉书·艺文志》系班固取《七略》，"删其要"而成，只不过"出几家，入几家"而已，别无增改；《七略》系刘歆取《别录》所载，"总括群篇""撮其指要""种别"而成；《别录》则系刘向校书时，"论其指归，辨其讹谬"之录，别集而成。同样的，由于时代悠远，加之文献缺如，我们今天已很难全面复原刘向父子这次持续二十多年校书工作的整个过程，但如果能在现有资料基础上深入细致地发掘，并加以缜密甄别、探赜索隐的话，还是可以在前人研究的基础上百尺竿头，更进一步，使我们对《内经》与《外经》的关系获得更为接近历史本来面目的认识的。而这正是本文所努力追求的目标，试为释之。

第一，刘向此次校书的对象为何？

章学诚在总结刘向校书时指出："刘向校雠中秘，有所谓中书，有所谓外书，有所谓太常书，有所谓太史书，有所谓臣向书、臣某书。"（《校雠通义·校雠条理二》）但刘向校书的主要对象是什么呢？

《汉书·成帝纪》记载河平三年："命刘向校中秘书。"颜师古注曰："言中以别外。"《汉书·楚元王传》中的刘向"附传"记载汉成帝"精于《诗》《书》，观古文，诏向领校中《五经》秘书"，即汉成帝在阅览"中秘书"中的古文之后，诏命刘向整理"中秘书"。刘歆"附传"也说"受诏与父向领校秘书，讲六艺传记、诸子、诗赋、数术、方技，无所不究"。《汉书·叙传》称班游"与刘向校秘书，每奏事，游以选受诏进读群书，上器其能，赐以秘书之副"。这四处记载都说明汉成帝要刘向整理的是"经或脱简，传或间编"的"中秘书"，也就是当时天府、石渠阁、天禄阁、兰台、石室、延阁等处的皇室图书。

知晓刘向校书是以皇家所藏"中秘书"为主要对象，是理解《内经》与《外经》之关系的前提。

第二，刘向校书时以何作为底本？

刘向校书时，对搜集到的同一种书的不同传本分为四类：一是"中秘书"，即西汉皇家图书馆所藏图书；二是"官府书"，即太史书、太常书等官府藏书；三是"大臣书"，即刘向、富参、卜圭、杜参等大臣的私人藏书；四是"民间书"，即陈农从民间征集来的书籍，如现存《别录》佚文中的"（《申子》）今民间所有上、下二篇"等指的就是民间书。

对现存《别录》佚文加以归纳和总结，还不难发现：所校各书有的没有官府书（如《说苑》《邓析子》《申子》），有的没有大臣书（如《申子》《山海经》），有的没有民间书（如《晏子》《老子》《管子》《列子》《邓析子》《山海经》），但是没有哪本书没有"中秘书"，《淮南九师道训》《孙卿子》《战国策》甚至只利用了中秘藏书。刘向校书大多以"中秘书"为底本，以"官府书""大臣书""民间书"为对校本和参校本，对读以正文字和篇章。如《汉书·艺文志》云："刘向以中古文校欧阳、大小夏侯三家经文"，"刘向以中《古文易经》校施、孟、梁丘《经》。"在"中秘书"与其他三类书在内容和文字上存有差异或抵牾，又难以判断孰对孰错时，刘向以"中秘书"为正，并列出其他本子的不同之处，以备日后再作校勘。如《列子书录》云："及在新书有栈，校雠从中书。"即若"中秘书"与他本有矛盾，能够确定"中秘书"为是时则从"中秘书"，在不能确定时仍从"中秘书"。

明确刘向校书是以"中秘书"为底本，是揭示《内经》与《外经》之关系的基础。

第三，刘向在校书中的角色是啥？

《汉书·艺文志》云："诏光禄大夫刘向校经传、诸子、诗赋，步兵校尉任宏校兵书，太史令尹咸校数术，侍医李柱国校方技。每一书已，向辄条其篇目，撮其指意，录而奏之。"于此可见，学识渊博、通达能文的刘向在这次校书中的职责就如同《四库全书》总纂官纪晓岚一样，是总揽其成，是这次旷日持久而规模浩大的皇家图书整理工作的总负责人，且亲自典校经传、诸子、诗赋三类图书，并为校定之书撰写叙录。当然，并不是刘向一人校勘整理了经传、诸子、诗赋三略的全部图书，由刘向"附传"中"诏向领校中《五经》秘书"一句来看，是"领校"而不是直接的点校，具体每一书的校理，则另有其人。于史可考的就有刘歆、刘伋、杜参、班游、房凤、王龚、（臣）望、（臣）叙等人，他们都是刘向校书的参与者与协助者。

兵书、数术、方技三类图书虽然分别由"专家"任宏、尹咸、李柱国点校，但与刘向不可能亲手点校经传、诸子、诗赋三略的每一本书一样，兵书、数术、方技三类图书也不是由任宏、尹咸、李柱国各自一人所能完成的，他们手下应当还有不少襄校者，可惜由于文献记载不足，这些人无从查考了。

了解刘向并没有参与《方技略》书籍的点校，是廓清《内经》与《外经》之关系的抓手。

第四，《内经》与《外经》之名出自何人之手？

刘向本人虽然是个通儒，博闻强记，但毕竟某些方面是他的弱项。因医学本非刘向之专学，无力为此，加之整理任务重，又无暇顾及，所以《方技略》的书籍无疑是李柱国领衔整理而定著的，《内经》与《外经》的名目也一定出于李柱国之手订；刘向所做的只是录奏之前，"条其篇目，撮其旨意"而已，也就是誊录书名、篇名、卷数，撰写每本书的内容提要及"略"（即"大类"）、"种"（即"小类"）的"大序"与"小序"。观《方技略》的"大序""小序"较六艺、诸子、诗赋、兵书、数术诸略均简要得多，即知刘向根本驾驭不了"方技"这门专学，无法写出其他诸略那样洋洋洒洒、纵横千古的"序"，更遑论其他。

明乎《内经》《外经》出于李柱国之手，我们就可以对它们的关系做出"大胆的假设"，并"小心的求证"了。

第五，《内经》与《外经》关系若何？

李柱国承担"方技"这一学科书籍的点校，虽有刘向之信任、皇帝之诏命，但文献校勘毕竟非其所长，已属勉为其难；虽然《方技略》书籍仅三十六家、八百六十二卷，但在简策为书籍主要形态的时代对其进行校勘整理，也可以说是一项宏大的工程，有着繁伙的典籍、广博的内容，如果像刘向那样"中外书合若干本以相比"（《北齐书·樊逊传》），即分别对读来校勘"方技类"书籍，则李柱国既没有那样的学识与能力，也没有足够的时间与精力，于是乎就将"医经"类中的"中秘书"编为《内经》；其他的"官府书""大臣书""民间书"编为《外经》。他为什么这么做呢？

一是因为"方技类"图书先前没有整理过。虽然"方技类"与"兵书类""数术类"书籍都是委以专门家整理，但存世书籍的实际情况却与兵书、数术有着显著的不同。《汉书·艺文志》云："兵家者……汉兴，张良、韩信序次兵法，凡百八十二家，删取要用，定著三十五家。诸吕用事而盗取之。武帝时，军政杨朴捃摭遗逸，纪奏兵录，犹未能备。"是说在任宏主校兵书之前，张良、韩信、杨仆已经先后对兵书进行过两次校理，并由杨仆著为《兵录》，虽然《汉书·艺文志》称杨仆的整辑"犹未能备"，但张良、韩信、杨仆的先后处置，毕竟为任宏的校书打下了良好的基础。《兵书略》共著录六十三家，比张良、韩信所定只多出了二十八家，可见任宏的校书任务并不繁重。《汉书·艺文志》曰："数术者……其书既不能具，虽有其书而无其人……春秋时，鲁有梓慎，郑有裨灶，晋有卜偃，宋有子韦；六国时，楚有甘公，魏有石申夫；汉有唐都，庶得粗觕。盖有因而成易，无因而成难，故因旧书以序数术为六种。"既言"因旧书"，则武帝时的唐都、落下阁等人，肯定对数术之书进行过一定程度的整理。虽然秦火不烧医卜种树之书，但"方技类"书籍在李柱国之前未见有人专门整理过，其工作量之大、工作难度之巨在刘向此次校书中堪居首位。

二是因为此次校书任务所导致。刘向校书接受的重任是条理皇家图书——"中秘书",虽然为了校勘需要,也进行了广搜官府、大臣、民间书的工作,但"中书与太常、太史,则官守之书不一本也;外书与臣向、臣某,则家藏之书不一本也"(《校雠通义·校雠条理二》),对这些杂乱无章的书籍,即使只进行清理、删重、分类、誊抄等,都是费时费力的细致工作。既然皇帝的诏命是"校中秘书",也就是将"中秘书"整理为定本以广流传,皇室之书可以称"中",也可以曰"内",将"中秘书"编为《内经》、皇家所藏之外的其他书籍辑为《外经》,既符圣意,又能使皇室之外的"医经类"书籍不致遗失而得以保存,且简单可行,何乐而不为呢?这种做法,刘向校书亦曾为之,如《晏子书录》云:"其书六篇,皆忠谏其君,文章可观,义理可法,皆合六经之义。又有复重,文辞颇异,不敢遗失,复列以为一篇。又有颇不合经术,似非晏子言,疑后世辩士所为者,故亦不敢失,复以为一篇。凡八篇。"有人会说:皇室之外的怎么还能称为"经"呢?今人囿于"经"为"经典"之衍伸义,才会有如此之疑问。其实,"经"之本义,非常简单。正如张舜徽所云:"古之六艺,本无经名。孔子述古,但言'诗曰''书云',而不称《诗经》《书经》;但言'学易',而未尝称《易经》。下逮孟、荀,莫不如此。汉人援引《诗》《书》《礼》《乐》《易》《春秋》之文,亦不连'经'字为名也。况经者纲领之谓,原非尊称。大抵古代纲领性文字,皆可名之为经。故诸子百家之书,亦多自名为经,如《墨经》《法经》《道德经》《水经》《山海经》《离骚经》《黄帝内经》《神农本草经》《脉经》《针灸经》《相马经》《相手板经》之类是也。"(《汉书艺文志通释》)

三是因为汉朝对书籍早就有分"内外"的传统。刘向所撰"书录"屡屡明言所校者为"中秘书",如"所校中《战国策》书"、"所校中书《晏子》十一篇"、"所校雠中《孙卿书》凡三百二十二篇"、"所校雠中《管子》书三百八十九篇"、"所校中书《说苑杂事》"、"所校中书《列子》五篇"、"所校雠中《易》传《古五子书》"中《邓析》书四篇""臣向谨与长社尉杜参校中秘书"等。李柱国主持点校的"方技类"书籍,自然也不例外。"中秘",又称"殿中",可简称"中",也称"禁中",或称"秘府"。刘歆曾说过:"孝武帝敕丞相公孙弘,广开献书之路,百年之间,书积如丘山。故外有太常、太史、博士之藏,内有延阁、广内、秘室之府。"(《七略佚文》)这里所说的"内",即指内府,亦即"殿中"。说明此处的"内"就是"中"。"中秘书"是汉朝的内府藏书,主要来源包括萧何所收的秦朝丞相、御史之书,汉初时"广开献书之路"、武帝时"建藏书之策,置写书之官"、成帝时"使谒者陈农求遗书于天下"所得的图书,以及西汉各朝所产生累积的各类图籍。与"内书"相对的是"外书",指的是皇室之外的藏书,包括"官府书""官员书"和"民间书"。之所以将"内书"作为校书底本,一方面因为整个校书工作的对象主要为"中秘书",另一方面因为"内书"较之"外书"可能保存尚好、内容也较为完整。

总之,李柱国是将"中秘书"中的"医经"类文献编为《内经》;将"中秘书"以外的其他"医经"类文献编为《外经》。这种说法,较之以"论患病原理""论治病方法"及"同为一家之学,而体例不同"作为《内经》与《外经》之区别的其他诸说,更为合理,也更为可信。

(张效霞 山东中医药大学)

《清明上河图》中的医药图像

◎ 张树剑

　　《清明上河图》是北宋画家张择端所作。据金代张著《清明上河图》跋文："翰林张择端，字正道，东武人也。幼读书，游学于京师，后习绘事。本工其界画，尤嗜于舟车、市桥郭径，别成家数也。"《清明上河图》问世之后，历经离乱，辗转于宫廷民间，终于在 900 年后，于 1953 年入藏于北京故宫博物院（图 3）。

　　《清明上河图》生动地再现了北宋时期都城东京汴梁城的繁华风物，多数学者认为该图着力表现的是北宋都城的盛世繁华及其繁荣祥和的社会氛围。户部侍郎李定在元丰年间（公元 1078 ～ 1085 年）的奏折中所谈到了沿河商业："诏汴河堤岸及房廊、水磨、茶场、京东西沿汴船渡、京岸朝陵船、广济船渡、京城诸处房廊、四壁花果、水池、冰雪窖、菜园，并依旧；万木场、天汉桥及四壁果市、京城猪羊圈、东西面市、牛圈、垛麻场、肉行、西塌场，各废罢令[①]。"其城市繁华可由《清明上河图》而见一斑。有学者曾评价："几

[①] ［宋］李焘：《续资治通鉴长编》，《文渊阁四库全书电子版》，史部，编年类，卷 356。

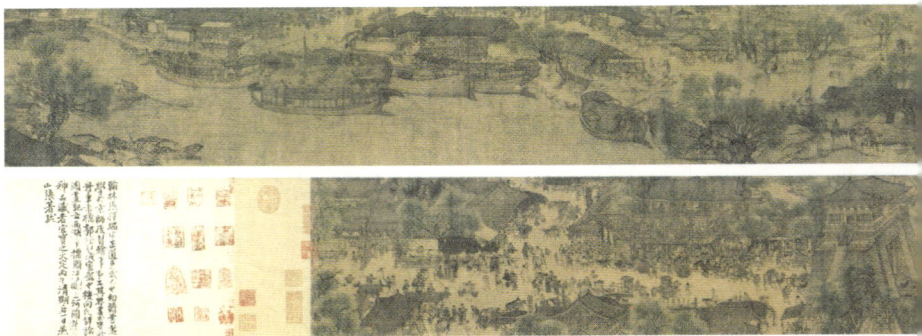

图 3：北宋张择端《清明上河图》卷，绢本设色，纵 24.8 厘米，横 528.7 厘米，北京故宫博物院藏[①]

乎没有任何一件宋画可与之媲美；是完全不受任何画风影响、纯粹对现实的真实刻画[②]。"而加籍华人学者曹星原却从不同角度对《清明上河图》作出解读，认为此图以"看似不偏不倚的写实记录手法'再现'一个平和并又相对富庶的风俗景观，虽然遇到风波，但是坚定保持风雨同舟的态度[③]"，曹氏同时对图中多涉酒肆也提出了自己的观点，认为图中对汴河岸边鳞次栉比的酒家大着笔墨有其深意，宋代对酒业管理严酷，造酒售酒是朝廷税收的重要部分，而画卷之中无论对繁荣的酒业极尽描绘，说明酒在东京市场中的中心地位，而更深一层地说明了宋代粮食的富足、有效的管理与得力的漕运，与全图的意义相一致[④]。事实上，熙宁变法以来，除了酒是朝廷重要的税收来源，药材也由国家专卖，药铺在街市的繁荣程度某种程度上也是政府财力与社会富足的表现。宋代孟元老的《东京梦华录》也记录了当时的汴梁城的富足景

[①] 引自杨东胜主编：《清明上河图》，天津：人民美术出版社，2009 年。
[②] Max Loehr,The Great Painters of China, New York:Harper Collins,1980,P.165. 转引自［加］曹星原：《同舟共济——〈清明上河图〉与北宋社会的冲突妥协》，杭州：浙江大学出版社，2012 年，第 151 页。
[③] ［加］曹星原：《同舟共济——〈清明上河图〉与北宋社会的冲突妥协》，第 14 页。
[④] ［加］曹星原：《同舟共济——〈清明上河图〉与北宋社会的冲突妥协》，第 79-107 页。

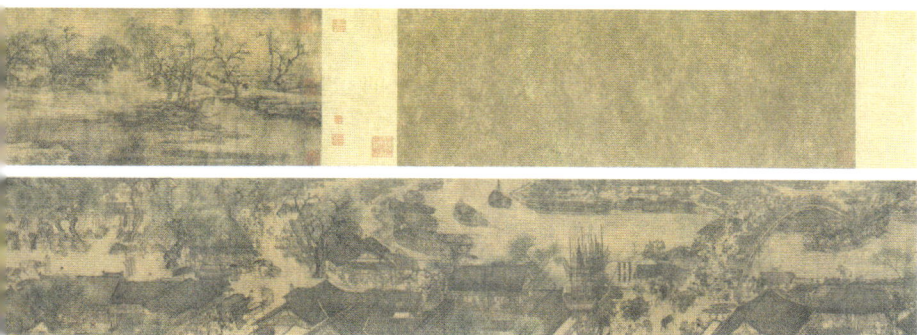

象，与《清明上河图》相得益彰。

《清明上河图》在医药主题上颇不惜笔墨。图中涉有药铺、诊所、走方医等各类医药经营形式。我们就展开画卷，作一次医药图画游吧。

饮子铺

在虹桥的南岸边，在卖酒的脚店对角旅店前，有人搭起凉棚，挂了饮子的招牌，卖饮子者似乎站立，作持杯状，身后放着盛饮子的木桶。在城门外十字路口大车修理店斜对角也是一家饮子铺，图中只显露出招牌与半个凉棚。久住王员外家旁有两个凉棚，挂着"饮子""香饮子"的招牌，挂"香饮子"的凉棚下，有两位客人正在休息，桌上有盛饮子的容器。这几家饮子铺的形式一致，都是立几个凉棚，棚下置几张桌椅，提供饮子招待客人（图4）。街市上售卖饮子在当时的汴京应该是比较常见的，《清明上河图》除了这3处饮子铺，在孙羊店正店对面也立有一个凉棚，也似乎是一个饮子铺。

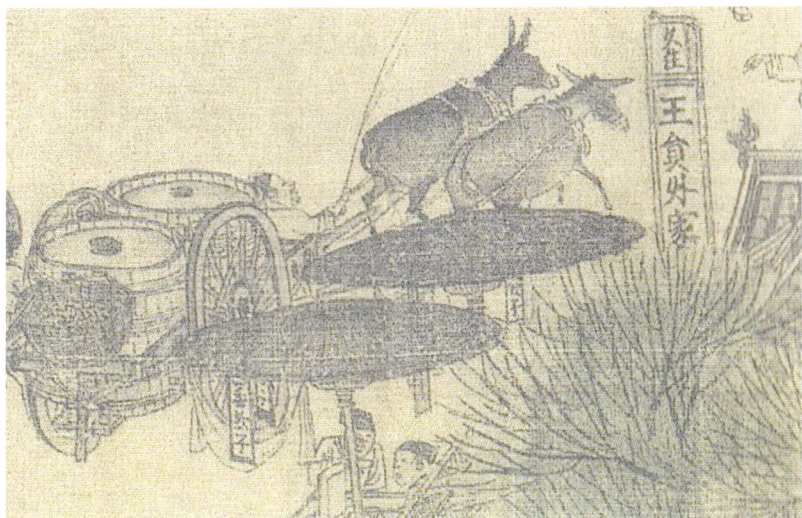

图 4：《清明上河图》街边的饮子铺

饮子是类似于凉茶的饮料，①也是一种中药的剂型，中药方剂中有些名方如地黄饮子、小蓟饮子等，现在仍然是临床常用之方，不过，能够在街市上支个摊，当街来售卖，这个"饮子"应该是比较符合大众的保健饮料。宋人有"客至啜茶，去则啜汤"的风俗。②宋人喜欢香药，啜香汤，饮子中的原料也是多是紫苏、甘草等甘香之品，所以又叫"香饮子"。在大街上摆个饮子摊售卖保健饮料自从唐代就有：

长安完盛日，有一家于西市卖饮子，用寻常之药，不过数味，亦不娴方脉，无问是何疾苦，百文售一服，千种之疾，入口而愈。常于宽宅中，置大锅镬，日夜剉研煎煮，给之不暇，人无远近，皆来取之，门市骈罗，喧闹京国③。

---

① 宋代饮子多种多样，部分为中药汤剂，多用以治病，当然亦可健身防病，可以清热、防暑、祛湿等，见周宝珠：《释＜清明上河图＞中的饮子》，《中原文物》，1996 年第 1 期。
② 相关考察见郑金生：《古代社会的用药风潮》，《药林外史》，桂林：广西师范大学出版社，2007年，第 136 页。
③ [五代]范资《玉堂闲话》，《文渊阁四库全书电子版》，子部，小说家类，异闻之属，卷219。

香药铺

孙羊店西侧马路对面,"杨家应症"的斜对面,有一家香药铺,门前有牌楼,是一家规模比较大的店铺,竖立的招牌上"刘家上色沉檀樟香"(图5)[①]。"上色"是上等的意思,沉香、檀香、樟香,应该是指的店铺的主营香药。另外,孙羊店正店招牌边上的门面房写有香(醪),应是兼营香药的酒店(图6)。北宋的汴京,香药铺席遍布街巷。

《东京梦华录·东角楼街巷》:

自宣德门东去,东角楼乃皇城东南角也……最是铺席要闹……东去乃潘楼街,街南曰鹰店,只下贩鹰鹞客,余皆真珠匹帛,香药铺席……[②]

香药在宋代朝野上下很是流行。香药不仅用以治病保健,而且可以制成各式点心在茶楼酒肆售卖。宋代汴京中酒楼中有"厮波""撒暂"之类的小厮,向客人兜售果子香药之类,也有不问客人是否要买,散递于客人,然后向客人讨钱[③]。茶楼酒肆中的点心零食,自然不会是性味偏颇的治病之药,一般是些气味芬芳的药食两用之品,常用的如陈皮、茯苓、木香、甘草等,《太平惠民和剂局方》有"木香饼子",用缩砂仁、檀香、甘松、丁香等香料,加甘草熬膏为圆,生姜汤或黄酒送下,不拘时服,常服宽胸膈、散滞气、消停寒、美饮食[④]。除了点心零食,宋人还喜欢佩戴香袋,燃熏香料,寺庙殿堂中常有香烟萦绕。

陆游《老学庵笔记》记:

京师承平时,宗室咸里,岁时入禁中。妇女上犊车,皆用二小鬟持香球在旁,而袖中又自持两小香球。车驰过,香烟如云,数里不绝,尘土皆香[⑤]。

---

① 樟字不清,或认为是"楝"字,不过楝树不香,樟树是常用香药的来源树种,笔者认为应为樟字。
② [宋]孟元老:《东京梦华录》,郑州:中州古籍出版社,2014年,第44页。
③ [宋]孟元老:《东京梦华录》:第50—51页。
④ [宋]陈承:《进表》,陈庆平、陈冰鸥等校注《太平惠民和剂局方》:第73页。
⑤ [南宋]陆游《老学庵笔记》,《文渊阁四库全书电子版》,子部,杂家类,杂说之属,老学庵笔记,卷1。

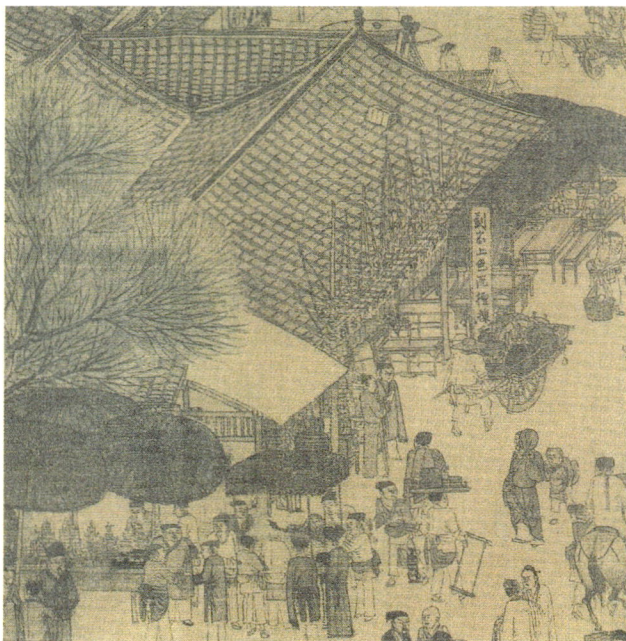

图 5 :《清明上河图》香药铺席

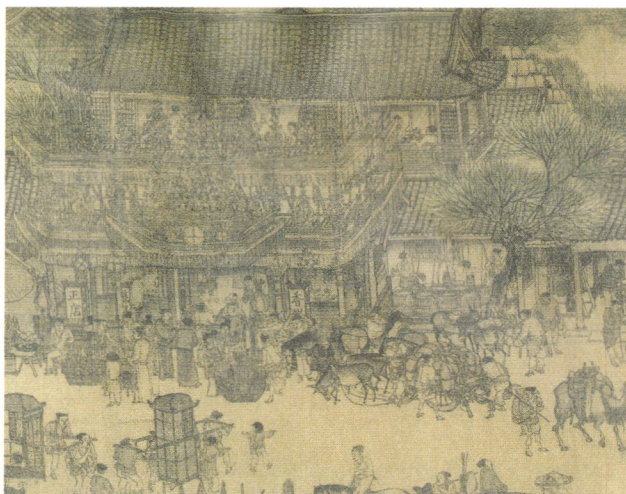

图 6 :《清明上河图》兼营香料的酒店

医铺

  《清明上河图》中绘有两家医铺,都是城门内繁华的十字街上,地段优越,规模也算是不小,说明彼时坐堂医者的经济收入还是比较高的。一家招牌写着"杨家应症",说明是一家杨姓医生开的诊所(图7)。"杨家应症"地处城内十字街孙羊店的北面,虽然画中只显示出一间门面,但是从招牌上看,应该是一家不小的店面。门前有人牵着孩子向里走,应该是来看病的,另外有一辆四匹骡马架着的大车正在离开诊所,车上躺着病人。

  画卷最左端是"赵太丞家",这是一家规模还要大的医铺(图8),从房屋的布局看,医铺有三进院落,而且,"赵太丞家"的名字表明这是一家的主人或者祖上是有品阶的。《古今图书集成》记载了一个故事,庆历中有进士许常,多年"未尝省荐",穷倒穷困,"乃入京师,别谋生计……因游至东华门,偶见数朝士,跃马挥鞭,从者雄盛,询之市人,何官位也?人曰:翰林医官也。"于是叹曰:"吾穷孔孟之道,焉得不及知甘草大黄辈也?"遂有意学医[1]。"赵太丞家"虽然未必是翰林医官,也应该是一家比较有地位的店铺。赵太丞家门前竖有两个立招:一为"大理中丸医肠胃冷",一为"治酒所伤真方集香丸";其后一大立招似乎是"赵太丞理男妇儿科",左侧门脸条匾"五劳七伤调理科",室中有妇人抱着婴儿就诊。由此看来,这家医铺的业务范围较广,内科、儿科都医的,专门立一个治疗酒伤的招牌,也说明当时的饮酒风气之盛。

  医学延至北宋,分科已经比较细致了。像"赵太丞家""杨家应症"应该是规模比较大的医铺,《东京梦华录》另外在汴京还有诸多专科医铺,如骨科、儿科、咽喉科、产科等。《东京梦华录》与《铁围山丛谈》都记载了

---

[1] [清]陈梦雷等编:《古今图书集成·医部全录》第十二册,北京:人民卫生出版社,总论,第50页。

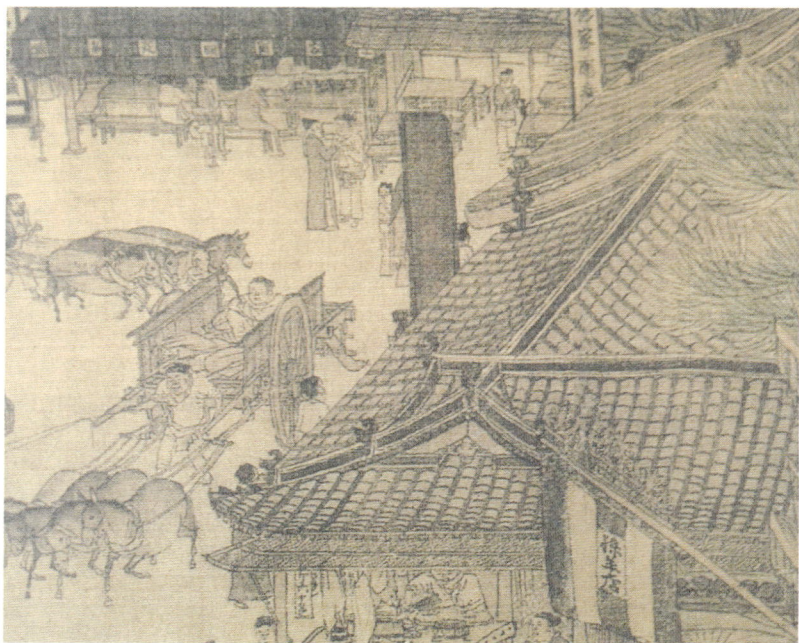

图 7 :《清明上河图》杨家应症

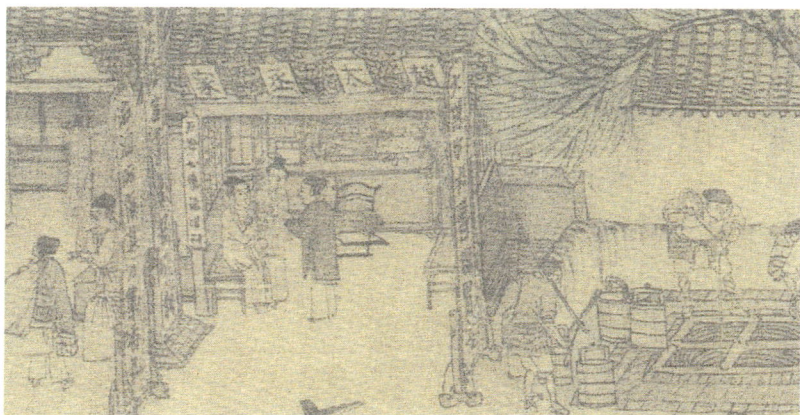

图 8 :《清明上河图》"赵太丞家"医铺

当时马行街的诸医铺的繁盛之状：

《东京梦华录·马行街北诸医铺》马行北去，乃小货行时楼、大骨傅药铺，直抵正系旧封丘门，两行金紫医官药铺。如杜金钩家、曹家、独胜元；山水李家，口齿咽喉药；石鱼儿、班防御、银孩儿、柏郎中家，医小儿；大鞋任家，产科。其余香药铺席、官员宅舍，不欲遍记①。

《铁围山丛谈·卷五》：马行街者，都城之夜市酒楼极繁盛处也。……上元五夜，马行南北几十里，夹道药肆，盖多国医，咸巨富，声伎非常，烧灯尤壮观②。

又《东京梦华录》记载大内西右掖门外街巷有：丑婆婆药铺；出梁门西去，街北建隆观，观内东廊于道士卖齿药，都人用之；近西去金梁桥街、西大街有荆筐儿药铺；近北巷口有熟药御药局；西去盖防御药铺；保康门有潘家黄芪园；相国寺东门外街巷有孙殿丞药铺、宋家生药铺等③。

青囊

———————————
① [宋] 孟元老 :《东京梦华录》，第 54 页。
② [宋] 蔡絛 :《铁围山丛谈》,《文渊阁四库全书电子版》, 子部, 杂家类, 杂说之属, 卷 5。
③ [宋] 孟元老 :《东京梦华录》，第 55—60 页。

走方医与药摊

宋代医者大约有四种身份,一是医官,有品阶,入翰林医官院,元丰元年(公元1078年)改为翰林医官局;一为坐堂医,如"赵太丞家""杨家应症"这样的医铺,一般是医药兼营,医生坐堂开方,然后直接在药房抓药;再者就是民间走方医,负笈行医;还有就是僧道医,一方面在庙宇设些粥饭,施以慈善的同时也给人看病,有些僧道有些医术,云游四方,大约与走方医类似。《清明上河图》中也有两处涉及民间医人与游方医僧的画面。

图中近郊小集镇十字路口旁,大车店对面,有一老者摆摊,地上似摆着十余种药材,周围有人围观,似乎还有人正撩起裤子给卖药人看他粗肿的腿(图9)。另外,图中"赵太丞家"前的大路上有一位行脚僧人,脚穿芒鞋,身背药筐,正打着板卖药材(图10)。

汴京当时的走方卖药的在《东京梦华录》中亦有记载:

瓦中多有货药、卖卦、喝故衣、探搏、饮食、剃剪纸画,令曲之类。终日居此,不觉抵暮①。

另有御街州桥至南内前,趁早卖药及饮食者,吟叫百端②。

---

① [宋]孟元老:《东京梦华录》,第44页。
② [宋]孟元老:《东京梦华录》,第69页。

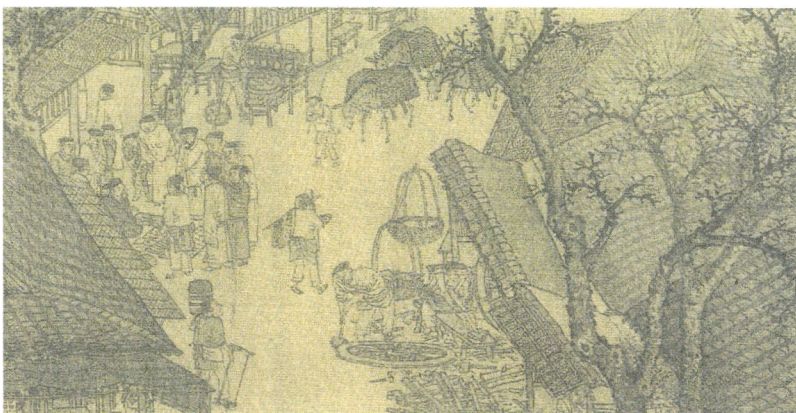

图 9 :《清明上河图》药摊

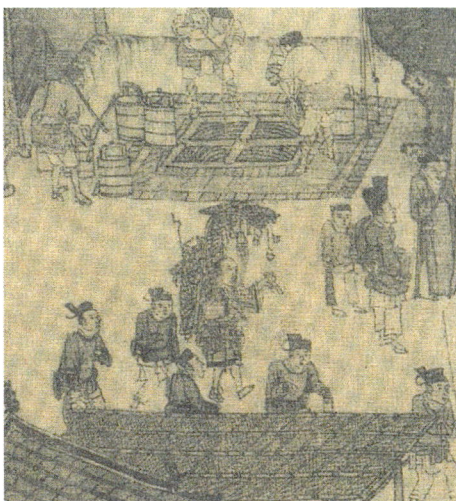

图 10 :《清明上河图》
卖药材的行脚僧人

（张树剑　南京中医药大学）

《素问·金匮真言论篇第四》之历法解读

◎ 梅　雨

　　黄帝问曰：天有八风，经有五风，何谓？岐伯对曰：八风发邪，以为经风，触五脏，邪气发病。所谓得四时之胜者，春胜长夏，长夏胜冬，冬胜夏，夏胜秋，秋胜春，所谓四时之胜也。

　　东风生于春，病在肝，俞在颈项；南风生于夏，病在心，俞在胸胁；西风生于秋，病在肺，俞在肩背；北风生于冬，病在肾，俞在腰股；中央为土，病在脾，俞在脊。故春气者，病在头；夏气者，病在藏；秋气者，病在肩背；冬气者，病在四肢。故春善病鼽衄，仲夏善病胸胁，长夏善病洞泄寒中，秋善病风疟，冬善病痹厥。故冬不按跷，春不鼽衄；春不病颈项，仲夏不病胸胁；长夏不病洞泄寒中，秋不病风疟，冬不病痹厥、飧泄而汗出也……

　　以上是《黄帝内经·素问》卷一"金匮真言论篇第四"的内容，此段经文涉及一些古代历法的相关知识，如伏羲时代的八卦历法、北斗历法、八卦、八风；旧石器时代——炎帝时代的历法：四时、火历；五行历：河图数、十天干——五行、五脏、五星；音律之十二月历法。本文重点解读伏羲时代和旧石器时代的历法以及《素问·金匮真言论篇第四》对历法的运用。

一、伏羲时代：八风、八卦、八卦历、北斗历

1. 什么是八风？

《素问·金匮真言论篇第四》开篇即言："黄帝问曰：天有八风，经有五风，何谓？岐伯解释说：八风发邪以为经风。"经风源自发邪的八风，那八风又是什么呢？关于此很多古籍有记载，如：

《易纬通卦验》"八节之风谓之八风。立春条风至，春分明庶风至，立夏清明风至，夏至景风至，立秋凉风至，秋分阊阖风至，立冬不周风至，冬至广莫风至。"

《吕氏春秋》："八风者，盖风以应四时，起于八方，而性亦八变。东北曰炎风，艮气所生，一曰融风；东方曰滔风，震气所生，一曰明庶风；东南曰熏风，巽气所生，一曰清明风；南方曰巨风，离气所生，一曰凯风；西南曰凄风，坤气所生，一曰凉风；西方曰飂风，兑气所生，一曰阊阖风；西北曰厉风，乾气所生，一曰不周风；北方曰寒风，坎气所生，一曰广莫风。"

在这里，时间之"四时"与空间之"东北方""东方"等同。时间和空间合而为一，时间空间不可分，从"时空一体"这个角度看，听起来是不是熟悉？是的，这与爱因斯坦相对论中对时间空间论述有相似之处。

《淮南子·墬形训》："东北曰炎风，东方曰条风，东南曰景风，南方曰巨风，西南曰凉风，西方曰飂风，西北曰丽风，北方曰寒风。"

《说文解字》："东方曰明庶风，东南曰清明风，南方曰景风，西南曰凉风，

西方曰阊阖风，西北曰不周风，北方曰广莫风，东北曰融风。"

《左传·隐公五年》："夫舞所以节八音，而行八风。"

陆德明释文："八方之风，谓东方谷风，东南清明风，南方凯风，西南凉风。西方阊阖风，西北不周风，北方广莫风，东北融风。"

《素问·八正神明论》："八正者，所以候八风之虚邪以时至者也。……虚邪者，八正之虚邪气也。"

王冰注："八风者，东方婴儿风，南方大弱风，西方刚风，北方大刚风，东北方凶风，东南方弱风，西南方谋风，西北方折风也。……八正之虚邪，谓八节之虚邪也，以从虚之乡来，袭虚而入为病，故谓之八正之虚邪。"

《类经十九卷·针刺类十三》注："八正者，八方之正位也。八方之气以时而至，谓之八风。从所居之乡来者为实风，从所冲之方来者为虚风。实风主生长，虚风主杀害。"

《灵枢·九宫八风》："风从其所居之乡来为实风，主生长养万物；从其冲后来为虚风，伤人者也，主杀主害者。风从南方来，名曰大弱风，其伤人也，内舍于心，外在于脉，气主热。风从西南方来，名曰谋风，其伤人也，内舍于脾，外在于肌，其气主为弱。风从西方来，名曰刚风，其伤人也，内舍于肺，外在于皮肤，其气主为燥。风从西北方来，名曰折风，其伤人也，内舍于小肠，外在于手太阳脉，脉绝则溢，脉闭则结不通，善暴死。风从北方来，名曰大刚风，其伤人也，内舍于肾，外在于骨与肩背之膂筋，其气主为寒也。风从东北方来，名曰凶风，其伤人也，内舍于大肠，外在于两胁腋骨下及肢节。风从东方来，名曰婴儿风，其伤人也，内舍于肝，外在于筋纽，其气主为身湿。风从东南方来，名曰弱风，其伤人也，内舍于胃，外在肌肉，其气主体重。此八风皆从其虚之乡来，乃能病人。三虚相搏，则为暴病卒死。两实一虚，病则为淋露寒热。犯其两湿之地，则为痿。故圣人避风，如避矢石焉。其有三虚而偏中于邪风，则为击仆偏枯矣。"

可见，不同古籍文献对"八风"的记载在名称上有不同，归纳如下表：

		《易纬通卦验》	《吕氏春秋》	《南淮子·墜形训》	《说文解字》	《素问·八正神明论》王冰注
立春	艮气 东北	条风	炎风 融风	炎风	融风	凶风
春分	震气 东方	明庶风	滔风 明庶风	条风	明庶风	婴儿风
立夏	巽气 东南	清明风	熏风 清明风	景风	清明风	弱风
夏至	离气 南方	景风	巨风 凯风	巨风	景风	大弱风
立秋	坤气 西南	凉风	凄风 凉风	凉风	凉风	谋风
秋分	兑气 西方	阊阖风	飂风 阊阖风	飂风	阊阖风	刚风
立冬	乾气 西北	不周风	厉风 不周风	丽风	不周风	折风
冬至	坎气 北方	广莫风	寒风 广莫风	寒风	广莫风	大刚风

有学者对"八风"中同一风的名称不同，进行文字考据，结论为不同的文字有本字互通的情况存在。

2. 八风与八卦

《太平御览》卷九引《王子年拾遗记》："伏羲坐于方坛之上，听八风之气，乃画八卦。"

《易·系辞下》："古者包牺氏之王天下也，仰则观象于天，俯则观法于地。观鸟兽之文与地之宜，近取诸身，远取诸物，于是始作八卦，以通神明之德，以类万物之情。"

听八风之气，与"仰则观象于天，俯则观法于地。观鸟兽之文与地之宜，近取诸身，远取诸物"，都是伏羲做八卦的依据。八卦据八风、天之象、地之法、鸟兽之文、地之宜而做，那么八卦是什么呢？八卦的属性含义众多，其一应属记录、表述日月轮转、阴阳交替的历法。今人认为图11是伏羲八卦图，又名之先天八卦，以区别文王之后天八卦图。

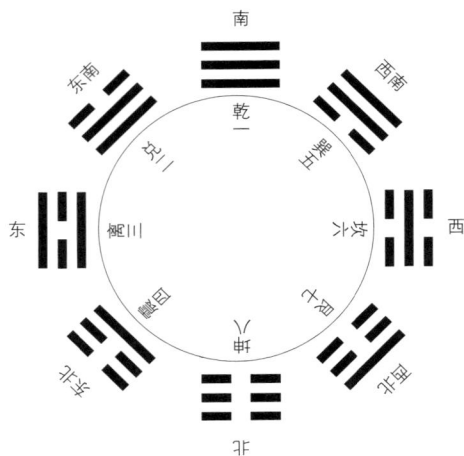

图 11：伏羲八卦图

将八风与伏羲八卦合在一起，见图 12 八卦、八风、四分二至二立与九宫。

图 12 中的八卦、八风与四立（立春、立夏、立秋、立冬）、二至（冬至、夏至）、二分（春分、秋分）一起，呈现出记录时间轮转、季节交替的"历"。

图 12 中有九宫，将九宫与八风合在一个图中，如图 13 九宫八风。

一岁之内，不同季节，不同的风、气，人生不同的疾病，《黄帝内经》中的"八风"以历法的形式记录疾病发生的一般性规律，此即"八风"的含义。

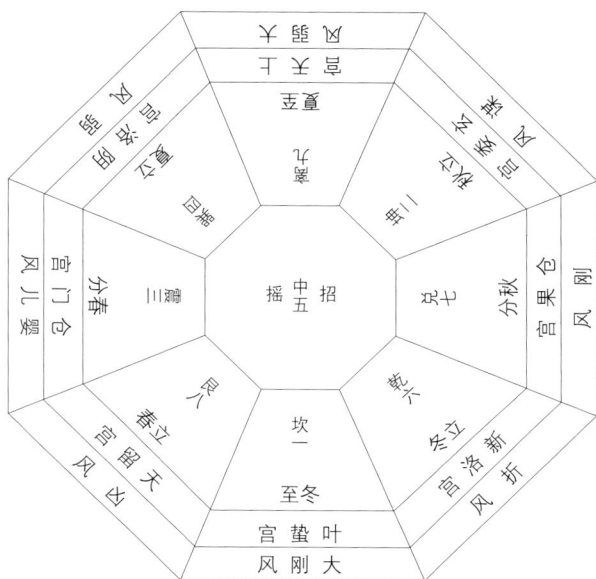

图 12：八卦、八风、四分二至二立与九宫

东南 巽 弱风	南 离 大弱风	西南 坤 谋风
东 震 婴儿风	中	西 兑 刚风
东北 艮 凶风	北 坎 大刚风	西北 乾 折风

图 13：九宫八风

3. 立体八卦图

八卦每卦三爻，或横或断，与当代信息技术的 0，1 不谋而合。

若设横 =1，断 =0，一爻为 x，二爻为 y，三爻为 z，其中一爻为最下一爻，二爻为中间爻，三爻为最上一爻，则八卦可以以三维坐标表示为：

乾：x=1，y=1，z=1

巽：x=1，y=1，z=0

离：x=1，y=0，z=1

兑：x=0，y=1，z=1

震：x=0，y=0，z=1

坎：x=0，y=1，z=0

艮：x=1，y=0，z=0

坤：x=0，y=0，z=0

可得图 14 立体八卦。

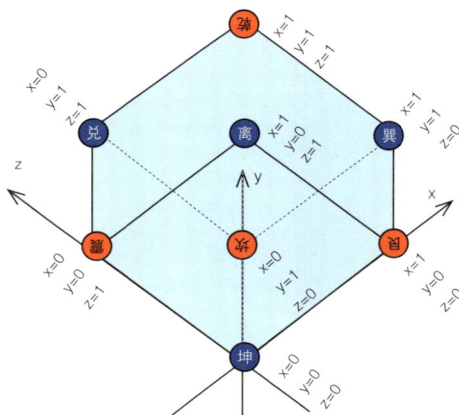

以八卦为顶点的正方体，设边长为单位 1，用阳爻表示，代表有。坐标原点长度为 0，用阴爻表示，代表无。侧正方体八个顶点的立体坐标与八卦对应如下：

乾 $\begin{cases} x=1 \\ y=1 \\ z=1 \end{cases}$　兑 $\begin{cases} x=0 \\ y=1 \\ z=1 \end{cases}$　离 $\begin{cases} x=1 \\ y=0 \\ z=1 \end{cases}$

坤 $\begin{cases} x=0 \\ y=0 \\ z=0 \end{cases}$　震 $\begin{cases} x=0 \\ y=0 \\ z=1 \end{cases}$　坎 $\begin{cases} x=0 \\ y=1 \\ z=0 \end{cases}$

巽 $\begin{cases} x=1 \\ y=1 \\ z=0 \end{cases}$　艮 $\begin{cases} x=1 \\ y=0 \\ z=0 \end{cases}$

图 14：立体八卦

八卦的二维平面图，可用于表示时间顺序，八卦三维立体图，是一个空间结构图。时间和空间在八卦中又合为一体。

4. 八风与北斗历

历史上并没有一部有文字记载的历法叫"北斗历"。今人在读古人书籍时，发现古人在记录季节、标记时间，借助北斗七星的斗柄指向，建立起两套不同的体系。

第一：北斗星一夜围绕北极星环绕运动的"北斗钟表"。

北斗七星位于北极星附近，对于我国长江以北地区，无论在北极星之上或北极星之下时，它们永远位于地平线之上，在夜间的任何时刻都能看到，处于"恒显圈"的紫薇垣外围。北斗绕北极星一昼夜旋转一周，正好起到时针指示时间的作用：每旋转 15 度即是 1 小时（图 15 北斗时钟）。

第二：除了每日的视运动，北斗七星还有周年的视运动规律。北斗七星在一年内不同季节于日落，即"昏时"北斗斗柄的指向，与季节、寒温存在明确的关系，其斗柄方位每天西移 1 度，每月移 30 度，一周年移动一周又回到原处。因此，我们的祖先早就认识到：可以利用斗柄的指向确定季节。如《鹖冠子·环流篇》："斗柄东指，天下皆春；斗柄南指，天下皆夏；斗柄西指，天下皆秋；斗柄北指，天下皆冬。"（图 16 北斗历）

以北斗斗柄昏时的指向，了解季节寒温变化，进而指导农事生成，其最显著特点是直观。斗柄的指向，冬至时节指北方，春分时节指向正东，夏至时节指向正南，秋分时节指向正西。北斗七星在北部天区恒显圈里，其斗柄指向如同一部旋转的历法，相比二十八星宿的天象、行星位置天象，斗柄指向作为"观象授时"的标志物，具有更普及、简易的特点。

冯时先生对古人"与天沟通"有这样的解释："因此对于农业经济来说，作为历法准则的天文学知识具有首要的意义，谁能把历法授予人民，他就有

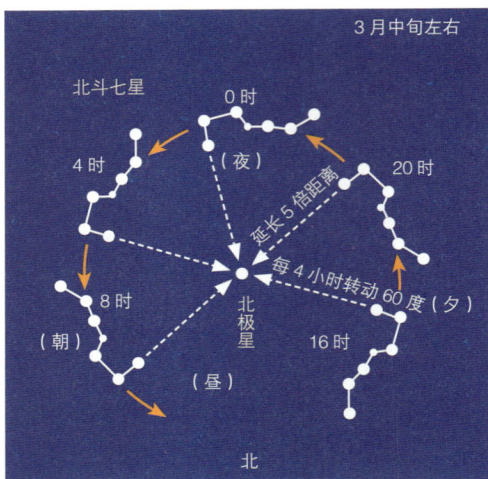

图 15：北斗时钟

北斗以北极星为中心作周日视运动，1 小时转 15 度，24 小时转一周，即一天，宛如是一个北天的大钟表，不过是 24 小时制，只有时针，没有秒针，而且运转的方向与普通钟表正相反。

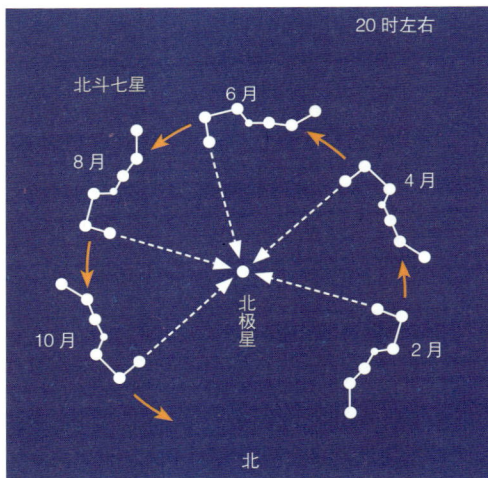

图 16：北斗历

由于地球一方面每天自转一周，另一方面又环绕太阳每年公转一圈，因此，北斗七星钟返回相同位置的时间，就会每天提早 4 分钟，一个月提早 2 小时。如果在相同的时间观察北方星空，那么由北斗七星的指向和方位，就可以判断季节的变迁，从而把它当成月历使用。

可能成为人民的领袖，这个观念在当时是作为一种共识。因此在远古社会了解天象的人也就是被认为是了解天意的人，或者是被认为是可以与天沟通的人，当然这种沟通并不是某一个人他可以和天去对话，而是他可以把天象运动的规律告诉给人民，把时间告诉给人民，这是他和天沟通的一种形式。"

以天文历法角度理解"沟通天地"，给今人理解古人提供了更贴近事情本质的角度。这是我从天文历法角度学习、理解《黄帝内经》的原因。对于"不理解其所以然"而被"奉若神明"或"束之高阁"的古人阐述天、地、人的关系，探讨疾病、健康的规律的文字，从天文历法角度探讨他们本来的质朴的本意。

北斗七星在"观象授时"的作用很多，除了直观的一年周期的北斗指四时、八风，一日周期的北斗时钟 还有"斗建"，即将北斗的斗柄指向与十二地支一一对应，天象与地气直接对应，是历法更为发展细化之后的产物。

5. 北斗七星的变化

依据现有星体参数资料以及恒星在天球的运动的轨迹，有人用计算机计算模拟了几十万年前后北斗七星的演变。当然不一定非常准确，仅供参考。

在地球上看北斗七星的变化，天球背景上的恒星都是在运动变化的。

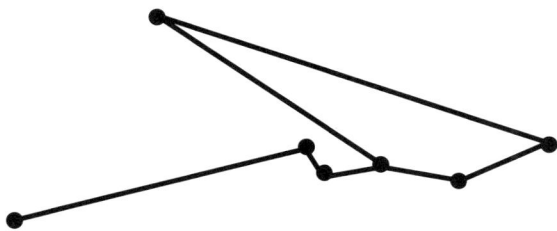

100 万年前

50 万年前

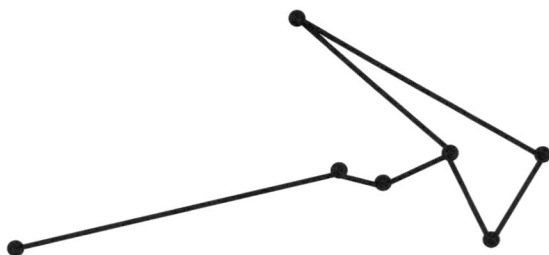

20 万年前

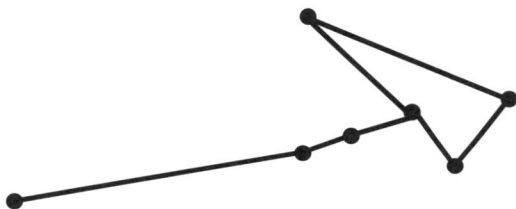

10 万年前

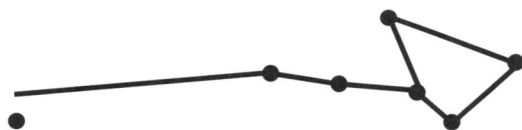

现在

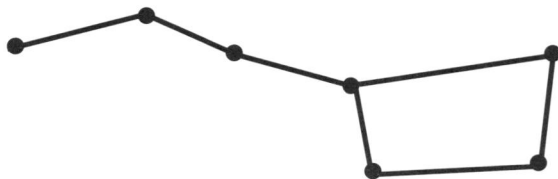

10 万年后

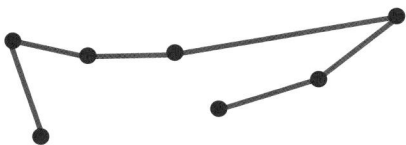

25 万年后

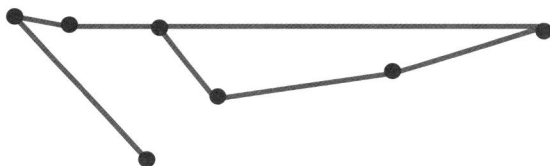

50 万年后

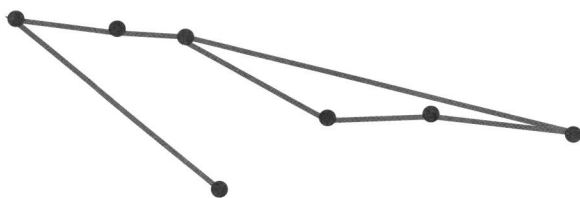

图 17：北斗七星的变化图

6. 引起北极星形象变化的原因之一：天球星象变化与岁差

在解释这个问题之前，首先介绍天球和岁差的定义。

天球：是研究天体的位置和运动而引进的一个半径为任意的假想圆球。我们站在地球上仰望星空，看到天上的星星好像都离我们一样远。星星就好像镶嵌在一个圆形天幕上的宝石。实际星星和我们的距离有远有近，我们看到的是它们在这个巨大的圆球球面上的投影，这个假想的圆球就称为天球，它的半径是无限大。而地球就悬挂在这个天球中央。

为了准确形容天上星体的位置，现代天文学家制订了一套坐标系统来标示星体在天球上的位置。这套坐标系统和地球上惯用的经纬度坐标十分相似。这套坐标系统把天球分为赤纬及赤经。赤纬的算法是从天球赤道开始至两极止，天球赤道是 0 度，向北至天球北极是 +90 度，向南至天球南极是 –90 度。赤经的算法较特别，和地球经度（由 –180 度至 +180 度）的算法不同，赤经是在天球赤道自西向东由 0 小时至 24 小时，就是把一周 360 度平均分成 24 份，可以知道其中的 1 小时就等于 15 度。和时间一样，赤经的每小时可分为 60 分，每分可再细分为 60 秒。另外，这里的分秒是指时分时秒，和传统意义上的角分角秒不同，1 时分 =15 角分，1 时秒 =15 角秒。赤经计算的起点为春分点，春分点是太阳在每年的春分（3 月 21 日前后）所处的位置。（图 18 天球）

岁差：地球自转轴的指向并不是永远指向"北极星"而固定不变，恰恰相反，"北极星"不是固定的某一颗星，而是地球自转轴指向的方向上最为明亮的那颗星。 地球自转轴呈现逐渐漂移摇摆，追踪其摇摆的顶部，以大约 25800 年的周期扫掠出一个圆锥。

历史上最先提出岁差概念的是公元前二世纪，古希腊天文学家喜帕恰斯在编制一本包含 1022 颗恒星的星表时，把他测出的星位与 150 多年前阿里斯提留斯和提莫恰里斯测定的星位进行比较，发现恒星的黄经有较显著的改变，而黄纬的变化则不明显。在这 150 年间，所有恒星的黄经都增加约 1.5 度。喜帕恰斯认为，这是春分点沿黄道后退所造成的，并推算出春分点每 100 年西移 1 度。这是岁差现象的最早发现。

公元四世纪，中国晋代天文学家虞喜，在分析古星图和星空时，发现星星的位置略有偏移，进而发现岁差，并定出冬至点每 50 年后退 1 度《宋史·律历志》记载："虞喜云：'尧时冬至日短星昴，今二千七百余年，乃东壁中，则知每岁渐差之所至。'"岁差这个名词即由此而来。

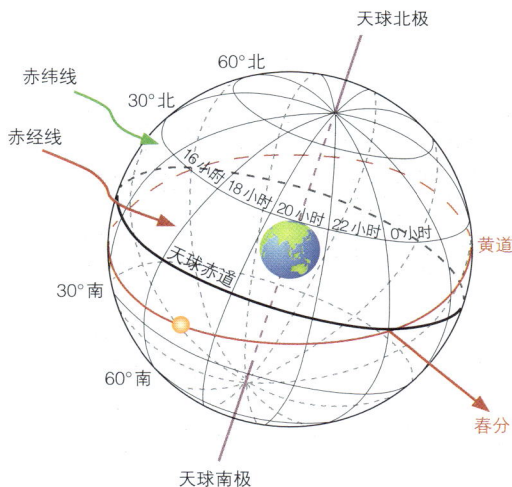

图 18：天球

《周礼·考工记·匠人》："昼参诸日中之景，夜考之极星，以正朝夕。"中华文明有一个显著的特点：北极崇拜。观察北极，将北极视为"帝"，以北斗七星为"帝车"，那么为什么世世代代观察北极天区、崇拜北极星、北斗星的中华民族却不是首先发现北极星的位置会发生变化，而且这个认识比古希腊人晚了600来年，这是一个值得思考的问题。北极星变了，观察北极星的后人眼见为实，"发现"古人"错了"。一个有着悠久历史的文明，有时候容易产生"古人错了"的结论。这给了我们一个重要的提示：当你发现古籍中存在"显而易见"的不符合、不对应的问题时，不要轻易得出"古人错了"了结论，而是以更大的视野接纳文献中的不同，在后续不断地学习探讨中，找出文明珠链上遗落的珍珠。在学习《黄帝内经》时，这样的情况时常出现。每当出现"显然错了"的问题时，我总是想起虞喜[1]发现的岁差，收起今人的狂妄，以冷静的接纳，存疑，继续探究古人的真意。

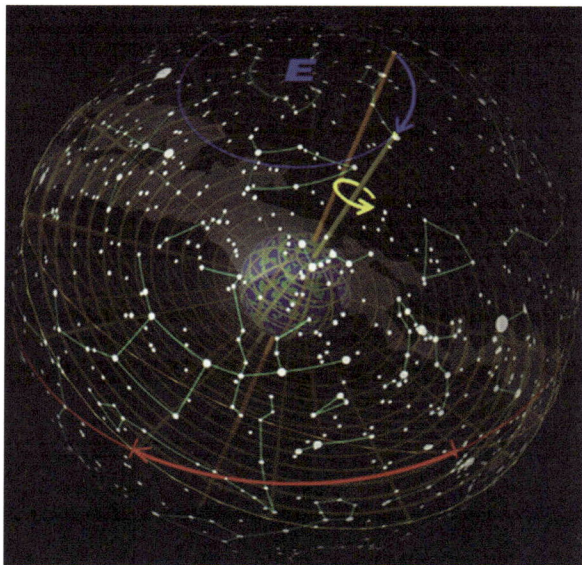

图 19：天球背景下的岁差漂移

---

[1] 虞喜（公元 281-356 年），字仲宁，会稽余姚（今浙江省宁波市余姚市）人，东晋天文学家。

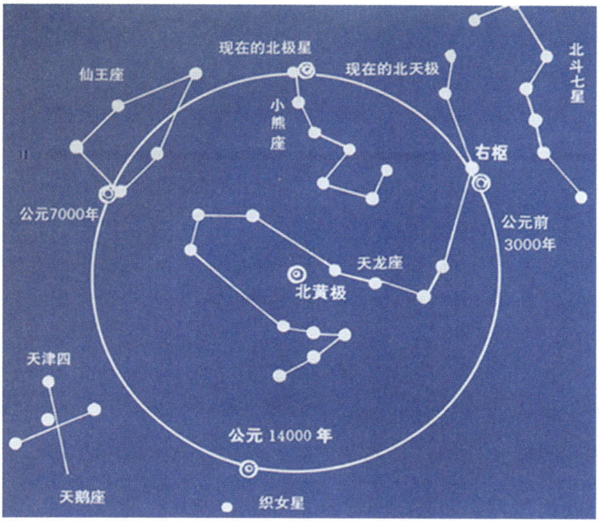

图 20：北极星变化示意图

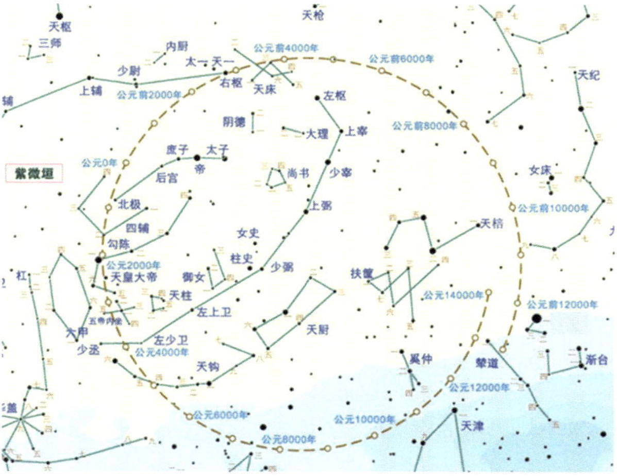

图 21：依据宋代苏州石刻恢复古代星图计算得出的岁差漂移

二、旧石器时代——炎帝时代的历法：四时、火历

《素问·金匮真言论篇第四》：所谓得四时之胜者，春胜长夏，长夏胜冬……

今人在读到"四时之胜"时，脑海里浮现的理解是"四季之胜"。或以为"四时"是"四季"的文雅、古韵说法。但是从历法角度看"四时""四季"，看到的却是人类天文历法观念的沧桑巨变，这两个词能引导我们走进尘封六、七千年以前的岁月。

1. 何为"四时"

《楚帛书》："未有日月，四神相代，乃步以为岁，是唯四时。"

《素问·六节藏象论》：岐伯曰：五日谓之候，三候谓之气，六气谓之时，四时谓之岁。

楚帛书"未有日月，四神相代"，日月，指依据太阳、月亮运动规律制定的太阳历、太阴历、阴阳合历；未有日月，是指在有太阳历、太阴历、阴阳合历之前；四神指苍龙、白虎、朱雀、玄武，代表二十八宿，四神相代，指二十八星宿依次轮转，乃步以为岁，步步相接，成为一岁，组成四时。这句话的意思也可以理解为：有一些恒星历早于阴阳历而授民以时。

庞朴先生[1]在 20 世纪九十年代提出，火历是恒星历中最大而又最早的一种。历史上其他民族也曾经以一年中某一颗特定恒星的晨见、昏见等特殊情况出现来定制历法，比如古埃及人以天狼星在早晨与太阳同升于东方为一年之始，因为尼罗河水每年夏至前后上涨，斯时正值天狼星晨见东方。古印度的一种历法以月望在角宿为岁首，另一历法以月望在昴为岁首。墨西哥的阿斯特克人则以氐宿昏见定新年。

---

[1] 庞朴（1928-2015 年），江苏省淮安市人，山东大学终身教授，当代著名历史学家，文化史家，哲学史家。

火历的参照恒星是大火星，大火星在东方苍龙七宿中，位于"龙心"的位置，属于心宿，又名心大星。

《尚书大传》：遂（燧）人氏以火纪。

《左传》昭公十七年：炎帝氏以火纪，故为火师而火名。

《左传》襄公九年：陶唐氏之火正阏伯，居商丘，祀大火，而火纪时焉。

"以火纪"或"火纪时焉"，就是以大火星的视运行来记叙时节，规定人事。大火星始见东方，被定为第一个时节，人们的相应行事是"出火"。《尸子》上有"遂（燧）人察辰心而出火"句，辰心就是大火星，出火就是烧荒种地。

火历以大火昏见为一岁之首

①大火黄昏见于东方的时候，曾是春分前后，万物复苏，农事开始之际；

②大火黄昏时西没，曾是秋分左右，收获完毕。准备冬眠的时节；

③大火晨时见于中天，曾是冬至的星象；

④大火黄昏昏中天，曾是夏至的星象。

古人曾以大火中天来表示寒暑。大火黄昏中天以后的二三个节气，逐日西斜，整个心宿的形状也变得扁长，是谓"流火"——"七月流火"。"流火"以后将是太阳走入心宿，大火在晨昏都不再可见，这叫作"火伏"。"火伏而后蛰者毕"。待到大火离开太阳，再现于早晨东方，那便是严寒将至的信号，所谓"火见而清风戒寒"（《国语·周语》）。

由此我们知道"四时"是一种远古历法对一岁阴阳寒暑交替更迭的描述。这种历法远在"日月"之前，即在太阳历、太阴历之前，更在后来才出现的综合反映太阳、月亮运行规律的阴阳合历之前。那么什么是"四季"？"四季"是阴阳合历的组成部分，"四季"比起"四时"，相差着超过6000年的光阴。

2. 何为"四季"

《逸周书·卷六·周月解第五十一》："凡四时，成岁，有春夏秋冬，各有孟、仲、季以名，十有二月，中气以著时。"

《吕氏春秋·季夏纪第六·音律》把"太簇""夹钟""姑洗""仲吕""蕤宾""林钟"、"夷则""南吕""无射""应钟""黄钟""大吕"这十二律分别与十二个月相配，故后人又以十二律为十二个月的别称。

可见，"四季"本意是阴阳合历将"四时"分为 12 个月，每一时分成三个月，"四季"是指每一时的最后一个月。

至此，我们分别阐述"四时"和"四季"，在《黄帝内经》成书的年代，"四时"和"四季"还不是一回事，是需要有所分别的。

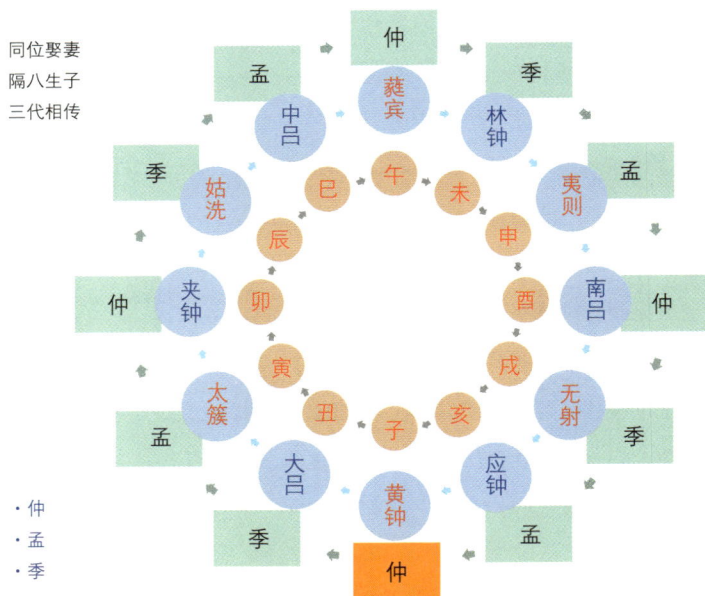

图 22：十二律与十二月之孟仲季

三、《素问·金匮真言论篇第四》对历法的运用

黄帝问曰：天有八风，经有五风，何谓？ 岐伯对曰：八风发邪，以为经风，触五脏。邪气发病。所谓得四时之胜者，春胜长夏，长夏胜冬，冬胜夏，夏胜秋，秋胜春，所谓四时之胜也。 东风生于春，病在肝，俞在颈项；南风生于夏，病在心，俞在胸胁；西风生于秋，病在肺，俞在肩背；北风生于冬，病在肾，俞在腰股；中央为土，病在脾，俞在脊。

解读：此段陈述四时之胜为五行相胜，五行对应五脏。 前文介绍了"四时"，后文介绍"五行"。"五行"是太阳历的一种，曾经广泛使用，至今仍在彝族有应用的一种古老的历法。

以图表归纳此段经文如图23 五行之胜。

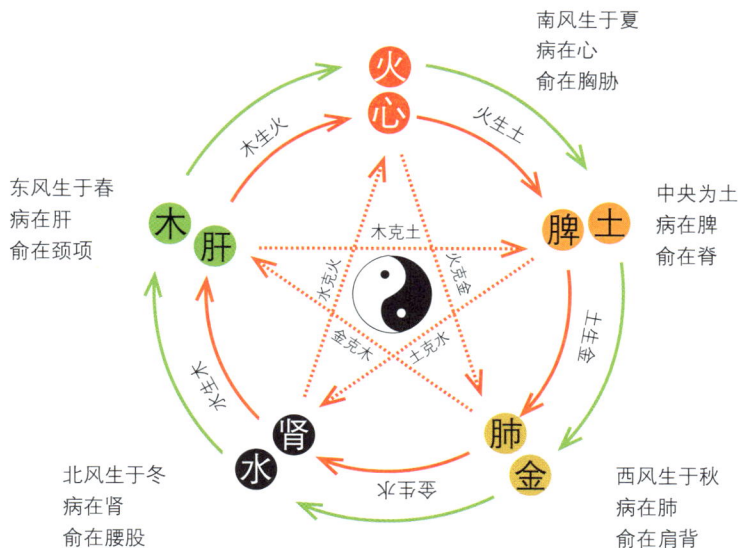

图 23：五行之胜

"故春气者，病在头；夏气者，病在藏；秋气者，病在肩背；冬气者，病在四肢。故春善病鼽衄，仲夏善病胸胁，长夏善病洞泄寒中，秋善病风疟，冬善病痹厥。 故冬不按，春不鼽衄；春不病颈项，仲夏不病胸胁；长夏不病洞泄寒中，秋不病风疟，冬不病痹厥、飧泄而汗出也。夫精者，身之本也。故藏于精者，春不病温。夏暑汗不出者，秋成风疟，此平人脉法也。

解读：此段文字论述四时之气对应人之病位：春－头；夏－臟；秋－肩背；冬－四肢；四时对应五行时段之病：春－鼽衄；仲夏－胸胁；长夏－洞泄寒中；秋－风疟；冬－痹厥。

"故曰：阴中有阴，阳中有阳。平旦至日中，天之阳，阳中之阳也；日中至黄昏，天之阳，阳中之阴也；合夜至鸡鸣，天之阴，阴中之阴也；鸡鸣至平旦，天之阴，阴中之阳也。 故人亦应之。 夫言人之阴阳，则外为阳，内为阴。言人身之阴阳，则背为阳，腹为阴。言人身之脏腑中阴阳，则脏者为阴，腑者为阳。肝、心、脾、肺、肾，五脏皆为阴，胆、胃、大肠、小肠、膀胱、三焦，六腑皆为阳。

解读：此段经文陈述阴阳之相对存在，阴阳对立、一体而不可分离。以图概括之，如图24一日中之阴阳。

"所以欲知阴中之阴，阳中之阳者，何也？为冬病在阴，夏病在阳，春病在阴，秋病在阳，皆视其所在，为施针石也。故背为阳，阳中之阳，心也；背为阳，阳中之阴，肺也；腹为阴，阴中之阴，肾也，阴中之阳，肝也；腹为阴，阴中之至阴，脾也。此皆阴阳、表里、内外、雌雄相输应也。故以应天之阴阳也。"

解读：《太素》对这一段的注解可以作为参考，"所以须知阴阳相在者，以其四时风寒暑湿在阴阳也。何者？冬之所患咳嗽痹厥，得之秋日伤湿，阴也；夏之所患飧泻病者，得之春曰伤风，阳也；春之所患温病者，得之冬日伤寒，阴也；秋之所患咳疟病者，得之夏曰伤暑，阳也。"归纳如图25脏腑之阴阳。

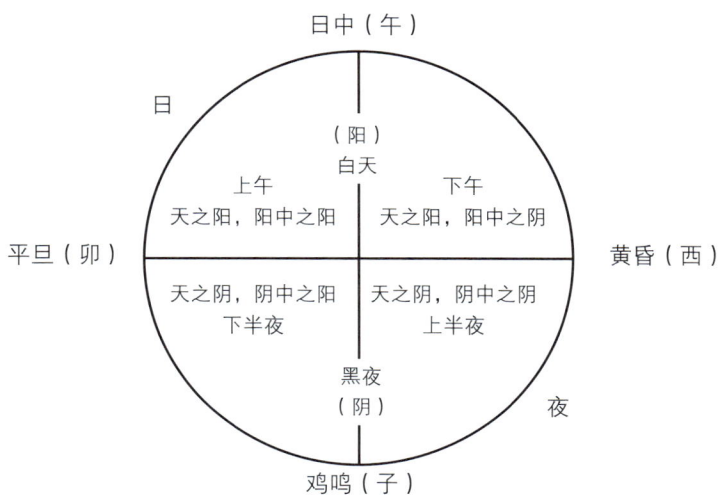

图 24：一日中之阴阳

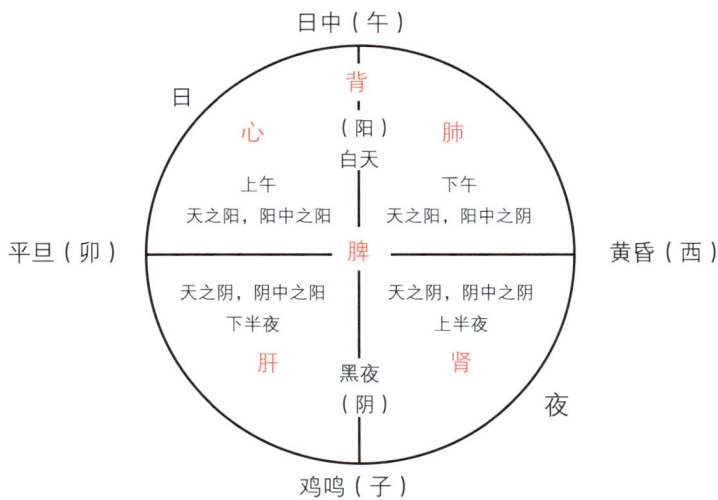

图 25：脏腑之阴阳

帝曰：五脏应四时，各有收受乎？岐伯曰：有。

东方青色，入通于肝，开窍于目，藏精于肝。其病发惊骇，其味酸，其类草木，其畜鸡，其谷麦，其应四时，上为岁星，是以春气在头也。其音角，其数八，是以知病之在筋也，其臭臊。

南方赤色，入通于心，开窍于耳，藏精于心，故病在五脏。其味苦，其类火，其畜羊，其谷黍，其应四时，上为荧惑星。是以知病之在脉也。其音徵，其数七，其臭焦。

中央黄色，入通于脾，开窍于口，藏精于脾，故病在舌本。其味甘，其类土，其畜牛，其谷稷，其应四时，上为镇星。是以知病之在肉也。其音宫，其数五，其臭香。

西方白色，入通于肺，开窍于鼻，藏精于肺，故病在背。其味辛，其类金，其畜马，其谷稻，其应四时，上为太白星。是以知病之在皮毛也。其音商，其数九，其臭腥。

北方黑色，入通于肾，开窍于二阴，藏精于肾，故病在溪。其味咸，其类水，其畜彘，其谷豆，其应四时，上为辰星。是以知病之在骨也。其音羽，其数六，其臭腐。

故善为脉者，谨察五脏六腑，一逆一从，阴阳、表里、雌雄之纪，藏之心意，合心于精，非其人勿教，非其真勿授，是谓得道。"

解读：此段陈述以图26五脏应四时标识反映。

最后，本篇经文以"非其人勿教，非其真勿授，是谓得道"结束。如此看来，"得道"并不深奥，只要"非其人勿教，非其真勿授"就是得道。历法是一种自然规律，也是一种道法，它是中医的根基，学习中医，当从天文历法入手，这样才能真正掌握中医的精髓，奠定掌握中医的根基。因此，中医不仅是治病救人的医术，更是天人相应之道。

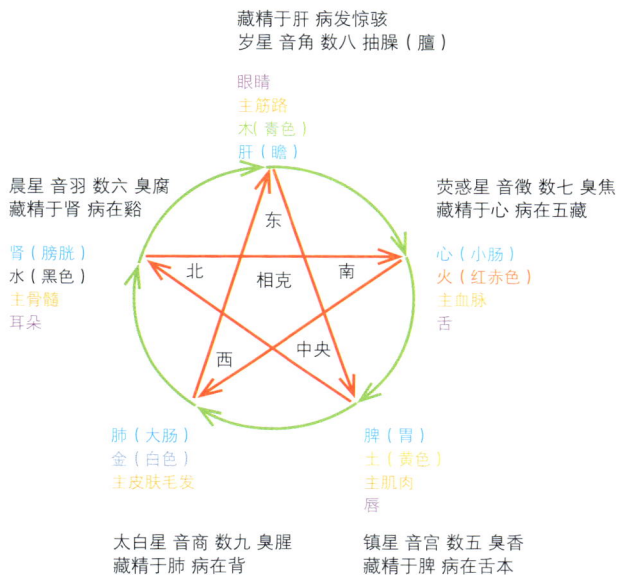

藏精于肝 病发惊骇
岁星 音角 数八 抽搦（膻）

眼睛
主筋路
木（青色）
肝（瞻）

晨星 音羽 数六 臭腐
藏精于肾 病在谿

肾（膀胱）
水（黑色）
主骨髓
耳朵

荧惑星 音徵 数七 臭焦
藏精于心 病在五藏

心（小肠）
火（红赤色）
主血脉
舌

东
南
北 相克
西 中央

肺（大肠）
金（白色）
主皮肤毛发

脾（胃）
土（黄色）
主肌肉
唇

太白星 音商 数九 臭腥
藏精于肺 病在背

镇星 音宫 数五 臭香
藏精于脾 病在舌本

图 26：五脏应四时

（梅雨　南京中医药大学博士生）

红楼方解二则

🍂 李友白

　　中国古代有一特殊的文化现象，但凡文人一般都具备一定的医药知识，当然这里指的肯定是中医药了，正所谓"医儒不分家"，更有"医文同源"之说，清代著名的文学家曹雪芹也不例外，《红楼梦》便可印证这一现象。

　　《红楼梦》一书所涉颇广，有园林、建筑、服饰、诗词、宗教、科举、中医……可见曹雪芹学识之渊博。其中有关中医药的内容还不止一次出现，曹雪芹通过书中多个人物之口，阐述了诸多的中医药知识与养生观点。全书总体来说由于情节需要，中医药相关文字出现得相对比较零碎、含糊、

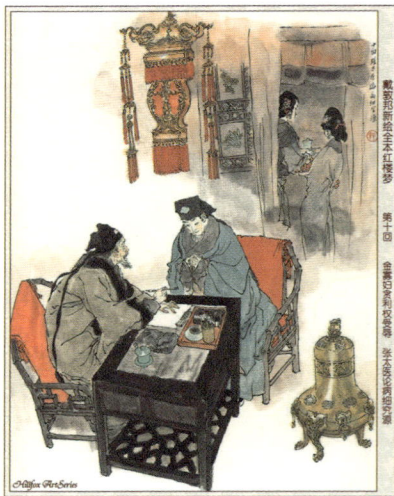

图 27：张太医诊病图

粗略，但有两处文字绝不可忽视，一处是第十回描写张太医给秦可卿诊病并开具"益气养荣补脾和肝汤"一节；另一处是第六回提到的薛宝钗所服用的海上方"冷香丸"一节。此两部分是全书中最为完整交代方药名称和药物组成以及文字量相对较多的章节，同时所蕴含中医药知识的信息量也非常之巨大。

益气养荣补脾和肝汤

《红楼梦》第十回有这样一段场景描述：

临近贾敬的寿辰，东府里的大少奶奶秦可卿已经病了一段时间，也请诸多太医前来诊治过，不仅未见好转，且各位医家对诊断都尚不一致，有说是病的，有说是有喜的。有个张太医张友士"学问最渊博的，更兼医理极深，且能断人的生死"，此时正逢张太医来京替子捐官，暂住贾府好友冯紫英家，于是受贾珍之邀到府出诊。

经过仔细诊脉后张太医说道："看得尊夫人这脉息：左寸沉数，左关沉伏，右寸细而无力，右关濡而无神。其左寸沉数者，乃心气虚而生火，左关沉伏者，乃肝家气滞血亏，右寸细而无力者，乃肺经气分太虚，右关濡而无神者，乃脾土被肝木克制。心气虚而生火者，应现经期不调，夜间不寐。肝家血亏气滞者，必然肋下疼胀，月信过期，心中发热。肺经气分太虚者，头目不时眩晕，寅卯间必然自汗，如坐舟中。脾土被肝木克制者，必然不思饮食，精神倦怠，四肢酸软。据我看这脉息，应当有这些证候才对。或以这个脉为喜脉，则小弟不敢从其教也。"

于是张友士开具一方，名曰"益气养荣补脾和肝汤"，具体方药为：

人参二钱 白术二钱，土炒云苓三钱，熟地四钱，归身二钱（酒洗），白芍二钱，炒川芎钱半，黄芪三钱，香附米二钱（制），醋柴胡八分，怀山药二钱（炒），真阿胶二钱，蛤粉（炒），延胡索钱半（酒炒），炙甘草八分。

引用建莲子七粒去心、红枣二枚。

张友士对预后也作了大致判断："这病尚有三分治得。吃了我的药看，若是夜里睡得着觉，那时又添了二分拿手了……"

以上文字可谓是一个完整的病案，脉象、证型分析、处方用药俱有论述，其中的脉象描述比一般医书中的医案还要详细，用药也合乎中医思路。

我第一遍读《红楼梦》时尚在中学阶段，并未对这部分内容有很深体会，但已觉中医之神奇；及至我第二遍读时，正在大学低年级，那时对中医已有一些大致认识了，隐约领悟并且钦佩曹氏的中医才情了；再到后来第三、第四、第五遍读时，体会就更深刻了，每每读到这段都大呼过瘾！这段涉及中医药的文字细节交代特别完整，脉案分析非常系统，处方用药极其精妙，预后判断也十分准确。

⊙ 脉诊

中医最常用的脉诊方法是寸口诊法，所谓寸口诊法就是在手腕后桡动脉所在部位取脉诊察，该部脉又分为寸、关、尺三部，从前往后依次为寸脉、关脉及尺脉。这三部脉又分为浮、中、沉三候。左右寸、关、尺依次对应心、肝、肾及肺、脾、肾。

这段文字里面涉及以下几种脉象：沉数、沉伏、细而无力、濡而无神。沉脉多见于里证，数脉多见于有热，沉数脉也多提示有里热之证，而左寸沉数，多表示心经有热，因此曹氏认为是"心气虚而生火"；伏脉多因脉气不得宣通，左关沉伏，曹氏认为"乃肝家气滞血亏"；细脉多见于气血两虚及诸虚劳损，脉象无力指弱脉，弱脉常见于气血不足，因此右寸细而无力多见于肺气亏虚；濡脉多见于虚证、湿证，脉象无神提示脏气大虚，右关濡而无神多因脾虚。

◎ 五行

中间提到一句"脾土被肝木克制"，此话怎解？这就要从中医的五行生克理论说起了。中医的阴阳五行学说来源于道家，五行即指木、火、土、金、水，分别代表肝、心、脾、肺、肾。五行相生是指某一行对别一行的促进及助长作用，五行相生的顺序为木生火，火生土，土生金，金生水，水生木……循环往复；五行相克指某一行对另一行具有克制、约束的作用，五行相克的顺序为木克土、土克水、水克火、火克金、金克木。这里说的"脾土被肝木克制"也就是所谓的木克土。中医认为，肝火太旺，容易伤及脾胃，表现为焦虑（肝旺的表现）、不思饮食（脾虚的表现）。联想红学家对秦可卿病因的分析，我们应当能理解她焦虑的原因，也就能理解之后所表现的一系列症状了。

◎ 处方

本病所用处方名为"益气养荣补脾和肝汤"，所谓"荣"即指"营"，营血的意思，古时"营""荣"相通，从方名上来看，已经把这张方子的基本功效表露出来了：益气—补气、养荣—养血、补脾—补益调理脾胃、和肝—疏肝理气降火。

再详看具体的方药组成：人参、白术、茯苓、甘草——此为四君子汤的组成；当归、川芎、白芍、熟地——这分明是四物汤的组成啊；黄芪、山药——补气；阿胶——养血；柴胡、香附、延胡索——疏肝理气止痛；药引子莲子、红枣——引药归脾经。

四君子汤、四物汤都源自于《太平惠民和剂局方》，该书后世简称为《局方》，为宋代太平惠民合剂局编写的一部中医方剂学著作，对后世影响极大。四君子汤的主要功效是益气健脾，四物汤的主要功效是补血调血，两方相合又称为八珍汤，是气血双补的名方。因此，张太医给秦可卿开的这张方子正如方名所言，主要功效就是补气养血，调和肝脾。这张方子用药平淡，用量轻灵，配伍严谨，颇有后世孟河医派的用药一归醇正的风格。曹雪芹在江南生活多年，有没有受当时吴门医派或孟河医派的影响亦未可知。

⦿ 炮制

分析这张治秦可卿病之处方，不可忽略的是方中有些药物名称前后出现"制""某某炒""酒洗"字样，这些就是指的特殊炮制方法。一般来说，大部分中药材是不能直接运用于配方的，需要经过一定的加工、修整、处理后制备成饮片，这个过程就叫作"炮制"，饮片是可以直接用于汤剂散剂等配方所需的。炮制的目的主要是为了消除或降低原药材的毒性、纠正其性味方面的偏性、去除杂质及非药用部分。同一种中药材，既有常规炮制方法，有时根据具体的临床所需又会有特殊的炮制方法，所以经验丰富的老中医开出来的处方，往往会在药名前后用不同方法注明炮制要求。那么，炮制到底有哪些具体的实际意义呢？通过分析这个案例可知一、二。

例如白术，这张处方中特别注明"土炒"，土炒之法能使白术借助土气促进补脾的作用。土炒白术最早见于唐代，它的理论依据来源于《素问·五运行大论》"土生甘，甘生脾，脾生肉……"因脾对应五行中的土、五味中的甘，用土炒便是通过增加白术的土性以加强补脾的功效。

这里的当归使用的是当归身，一般认为当归身重于补血，当归尾重于活血，如果是全当归则兼具补血活血之功。使用酒洗的当归身而不是全当归是有用意的，酒洗归身的活血作用要弱于归尾，也就是说着重补血的时候酌情发挥活血的功效，使得补血而不滞。

又如柴胡，方中注明需用"醋制柴胡"。柴胡是一味疏肝解郁的中药，通过醋制，可以进一步发挥纠正一部分的性味偏性以及加强归肝的功效。柴胡的醋制方法创于明清时期，由于生柴胡本身是一味解表药，升散作用较强，素有"柴胡劫肝阴"之说，所谓劫阴就是说一方面耗伤阴血，一方面容易引动肝阳上升，这与秦可卿的病情是相矛盾的，所以要醋制。中医认为酸性具有收敛的功效，又有酸甘化阴之说，因此通过醋制，既可以让柴胡的升散功效有所收敛，又不至于伤及肝阴，同时又达到了疏肝解郁的功效。

阿胶，用蛤粉炒制，可追溯到宋代。这个蛤粉，大家别误以为是蛤蚧粉。蛤蚧，目前市场行情大约是每克2元，要是拿蛤蚧粉来炒阿胶，那辅粉成本不比阿胶本身低多少。蛤粉，特指海洋贝类动物的贝壳碾制成的粉末。《本草易读》提到："海蛤粉者，海中诸蛤之粉，以别江湖之蛤粉、蚌粉，但能清热利湿而已。"阿胶通过蛤粉炒制，可以矫正其不良气味，也有利于炒制成阿胶珠以及进一步粉碎制成丸散，同时蛤粉炒过的阿胶加强了补肺的功效。

延胡索，又称为玄胡索、元胡索，常规炮制方法是醋炒，这里用的是酒炒的延胡索，目的是为了加强行气的功效。

⊙ 道地药材

前文说这段文字的中医药信息量是很大的，还有一个重要理由就是处方药用，不仅注重配伍，强调炮制，还讲究"道地药材"。

"道地"一词出自于古代的本草著作，所谓道地药材，有时又称为地道药材，是指某种中药材在某地出产的质量最为上乘、效果最好。我们经常讲一方水土养一方人，中药亦不例外，不同地方出产的药材，其有效物质、性味、药性强弱上是有差异的，有些药材的这种差异还特别明显。同样，食物也是如此，好比产自新疆的哈密瓜就特别甜、北方的羊肉也比南方的好吃……所以我们在选择药材时一定要遵循"道地"二字。

英雄可以不问出处，但药材一定要讲究产地。古代"道"是一种行政区划，最初在汉朝时出现"道"的名称，当时相当于县一级的行政区划，后来直到隋唐时期，慢慢演变成了一级行政区划，也就是相当于我们现在的省一级别，到明清时期又慢慢演化成官职，不具备实质性的行政区划，级别介于省与府之间。总之，道地药材的"道地"两字，是强调地理上的要素，因此道地药材也就特别讲究地理特征了。

言归正传，还是来谈谈这张方子里涉及的道地药材知识吧。

比如茯苓，产于云南者质地最好，称为云苓。《药物出产辨》称："以云南产者为云苓，最正地道。"

山药，以产于河南怀庆府的质量最优。《植物名实图考》认为："生怀庆山中者白细坚实，入药用之，种者根粗，江南有一种扁阔者，俗称脚板薯，味淡……"《药物出产辨》称："产河南怀庆府沁阳、武陟、温、孟四县，以温、孟县为最多。"

关于阿胶，作为药用已有两千多年的历史了，李时珍称其为"圣药阿胶"，阿胶、人参和鹿茸也被并称为"中药三宝"，可见其药用价值之高。《本草经集注》："出东阿，故名阿胶。"这张方子中注明要用真阿胶，就是强调要是东阿产的阿胶。

莲子的产地较多，产于江苏太湖地区的称为湖莲，产于湖南的称为湘莲；产于福建的称为建莲，建莲中尤以建宁县所产最为著名。

《红楼梦》治秦氏病患之益气养荣补脾和肝汤，可谓配伍得当，选药精良，炮制严格。但结局并不理想，于是肯定会有人要问了：为什么这么厉害的医生加上如此精妙的方子，秦可卿还是最终离开了呢？这正应验了一句古话：医生看病不看命。好在书中曹雪芹引有张太医之言："人病到这个地位，非一朝一夕的证候，吃了这药也要看医缘了……"

至今仍有人认为，张太医用此方没有医好秦可卿的病，是药不对症或组方不当，恐也仅仅是一家之言而已！

冷香丸

关于"冷香丸"一节，出现在第七回周瑞家的送走刘姥姥后，来梨香院找王夫人回话，见到薛宝钗后闲聊，扯出了关于该方的话题。相比"益气养荣补脾和肝汤"理法方药俱备、描写细致而言，冷香丸一节似乎表述较为玄乎、交代比较笼统，但这仍不妨碍我们借来谈谈中医药相关知识。

原文是这样的：

"要春天开的白牡丹花蕊十二两，夏天开的白荷花蕊十二两，秋天的白芙蓉蕊十二两，冬天的白梅花蕊十二两．将这四样花蕊，于次年春分这日晒干，和在药末子一处，一齐研好．又要雨水这日的雨水十二钱……白露这日的露水十二钱，霜降这日的霜十二钱，小雪这日的雪十二钱。把这四样水调匀，和了药，再加十二钱蜂蜜，十二钱白糖，丸了龙眼大的丸子，盛在旧瓷坛内，埋在花根底下。若发了病时，拿出来吃一丸，用十二分黄柏煎汤送下。"原文交代该病是"从胎里带来的一股热毒，幸而先天壮，还不相干……"，发病时"也不觉甚怎么着，只不过喘嗽些，吃一丸下去也就好些了。"

本方构成相对比较简单，主要为白牡丹花蕊、白荷花蕊、白芙蓉蕊及白梅花蕊共四样花蕊，再加上不同节气的雨水、露水、霜和雪这四种水，辅料为蜂蜜和白糖。

◉ 四气五味 升降沉浮

方中白牡丹花性平味淡，能入心包络，善于养血除烦热；白荷花性味甘平，能清心通肾、清暑祛湿、止咳定喘；白芙蓉花性平味辛，清肺排脓、泻热凉血、平喘止咳；白梅花性平味酸微涩，平肝安神、利肺化痰、开郁和胃。四种不同节气的水质轻，性善轻扬，易达上焦心肺经。从方名的"冷香"及诸花、诸水入药来看，本方偏于寒凉，善于清上焦心肺之热。何以言之呢？那我们就不得不提一下中药的四气五味及升降沉浮理论了。

中医把药物分为寒、热、温、凉四气，酸、苦、甘、辛、咸五味，升、降、沉、浮四种特性。

寒与凉、温与热是程度上的不同，一般来说寒凉药主要用于热证，温热药多用于寒证。因此冷香丸的"冷"字，表明该方性味寒凉用于治疗热证。

中医认为植物花卉部分入药，药性都是升散的，唯独只有旋覆花是性降的，故有"诸花皆升而旋覆花独降"之说。该方中重用花药，花药香气浓烈，性善上升，因此冷香丸的"香"字表明该方当是治疗上焦之证。

⊙ 五色应五脏

细心的读者还会发现本方的一个细节，为什么所有的花都要用白色的呢？这就得谈谈中医五色应五脏之说了。

中医五色分别为青、赤、黄、白、黑，分别对应的五脏是肝、心、脾、肺、肾。白色就对应了肺脏。这种五色对应五脏甚至指代五脏的提法在中医中非常普遍，比如宋代著名儿科学家钱乙在《小儿药证直诀》中在方剂命名时就常用五色指代五脏：泻黄散，用于清泻脾胃伏火，此处用黄来指代脾胃；泻白散，用于清泻肺热，用白来指代肺；导赤散，用于清泻心经之热，用赤来指代心。同样，在药材的选用方面，有时药材的颜色也提示了该药归经的脏腑或主治疾病，如灶心黄土用于温脾；黑芝麻归肾经，有补肾益精之功效；生石膏色白，可以清泄肺热……当然，药材的固有颜色与性味之间的关系也不可一概而论。然而结合《红楼梦》冷香丸一节的具体文字来看，本方当是治疗肺热所致喘嗽。

作为《红楼梦》一书前八十回中交代比较完整的两张处方，益气养荣补脾和肝汤及冷香丸所涉及的中医药知识较多，体现了曹雪芹深厚的中医药理论素养。今天借此二段文字对所涉及的中医药知识进了初步探讨，希冀对爱好中医的读者有所裨益！

（李友白　南京中医药大学）

经络原理品读

⊛ 张建斌

　　经络理论的产生，是古代医生基于临床实践的观察和思维构想的巧妙设计，其认识水平与当时的临床水平相一致，与当时的文化背景、思维习惯等有密切关系。

　　古人构建经络理论的实践基础，是与血液、动脉搏动的感知、体表浅静脉的变化及其与临床病候的关系等密不可分的。古代构建和阐述经络理论，其原理主要包括血管原理、气血循环周流原理、脉分经络原理和脉有奇正原理等内容。

经络之血管原理

　　夫脉者，血之府也。

——《素问·脉要精微论》

壅遏营气，令无所避，是谓脉。

——《灵枢·决气》

经脉者，受血而营之。

——《灵枢·经水》

"夫脉者，血之府也"，是岐伯回答黄帝关于"诊脉"而提出的一个断语。岐伯首先指出，"切脉动静"并结合其他诊断，可以"决死生"，接着有"夫脉者，血之府也"之说，然后依据脉诊，总结有"长则气治，短则气病，数则烦心，大则病进，上盛则气高，下盛则气胀，代则气衰，细则气少，涩则心痛（《素问·脉要精微论》）"的规律。

"夫脉者，血之府也"是对脉的定义，与"壅遏营气，令无所避，是谓脉"一句同义，即维持和容纳营血、使其保持流畅的通道，谓之脉，也称为"血脉"，现在一般称之为"血管"。

《内经》时代的医家对血管的认识，主要有以下几个方面。

⊙ 从解剖知"脉之长短"

《内经》时代的医生，对血脉（血管）的认识，是有解剖学基础的。我们可以从《灵枢·经水》的这段记载，知道当时医家对人体解剖的实践："若夫八尺之士，皮肉在此，外可度量切循而得之，其死可解剖而视之，其脏之坚脆，腑之大小，谷之多少，脉之长短，血之清浊，气之多少，十二经之多血少气，与其少血多气，与其皆多血气，与其皆少血气，皆有大数。"这也是"解剖"一词最早出现的地方，古代医家对于血脉（血管）的长短、气血的多少，确实做过仔细地观察。而这种实践，在后世也不断被重复。如《汉书·王莽传》记载："翟义党王孙庆捕得，莽使太医、尚方与巧屠共刳剥之，量度五脏，以竹筳导其脉之所终始，云可以治病。"用细竹箴插入血管中以探明血管的起止，即可以获得血管长短等数据。

清代医家王清任也有亲自的解剖学观察实践，他的著作《医林改错·气血合脉说》详细记载了他对于尸体血管的认识，将血管分成"荣总管"和"卫总管"，并且有"荣总管，体薄形细，长在卫总管之前，与卫总管相连，散布头面四肢，近皮肉长，即周身血管"，"卫总管由气府行周身之气，故名卫总管……头面四肢按之跳动者，皆是气管，并非血管……其管有粗有细，有直有曲，各人体质不同"。显然，王清任依据解剖学观察，已经区分了动脉（"卫总管"）和静脉（"荣总管"），可能由于尸体血管之静脉中多有瘀血、动脉中多无血，结合"气血营卫"，王清任就有了"荣总管"和"卫总管"的阐述。

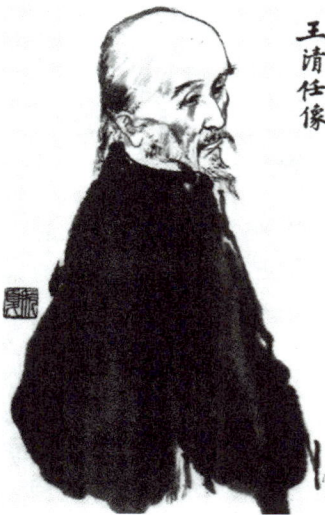

图 28：王清任像。

脉与心脏的关系

《内经》时代的医家，已经认识到脉与心脏的关系，即血脉与心脏相连，故而有"心主脉"（《素问·宣明五气》）"心主身之血脉"（《素问·痿论》）"心者，生之本，神之变也，其华在面，其充在血脉"（《素问·六

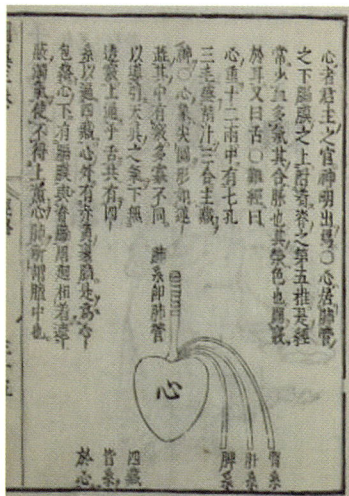

图 29：《素问·宣明五气》。

节藏象论》）"脏真通于心，心藏血脉之气也"（《素问·平人气象论》）等论述。《内经》的记载集中体现了对脉与心密切相连的认识，没有解剖学的支持是不可能的。按照《灵枢·经脉》的记载，十二经脉中"脾足太阴之脉……复从胃，别上膈，注心中"，"心手少阴之脉，起于心中，出属心系，下膈，络小肠。其支者，从心系上夹咽，系目系。其直者，复从心系却上肺……""肾足少阴之脉……从肺出络心，注胸中"，"心主手厥阴心包络之脉，起于胸中，出属心包络"，"肝足厥阴之脉……复从肝，别贯膈，上注肺"，心通过脉与五脏有着直接和间接的联系。

此外，《内经》时代的医生，还对心尖搏动有仔细地观察和描述："胃之大络，名曰虚里，贯膈络肺，出于左乳下，其动应衣，脉宗气也。"（《素问·平人气象论》）心气推动脉行，故而"脉宗气"，心脏搏动成为宗气的组成，推动血液的运行，也引起血脉的搏动。在疾病状态下，就可以出现"盛喘数绝者，则病在中；结而横，有积矣；绝不至曰死"（《素问·平人气象论》）的临床症状和体征，这些症状也是肺心病、心衰等的临床表现。

◉ 切脉感知动静

"诊脉"是古代医家重要的临床技能之一，这里的脉即是动脉搏动，《素问·脉要精微论》记载临床"诊有过之脉"，即谓"切脉动静"。

古代医生不仅对于体表浅动脉的搏动有较系统的认识，而且与临床病症结合起来，具有诊断意义。常将不同性质的脉与一定性质的病证相关联，如"长则气治，短则气病，数则烦心，大则病进，上盛则气高，下盛则气胀，代则气衰，细则气少，涩则心痛，浑浑革至如涌泉，病进，而色弊绵绵其去如弦绝，死"（《素问·脉要精微论》）。还可以通过比较不同部位的脉搏，来分析病症，如"故人有三部，部有三候，以决死生……参伍不调者病，三部九候皆相失者死；上下左右之脉相应如参舂者病甚，上下左右相失不可数者死"（《素问·三

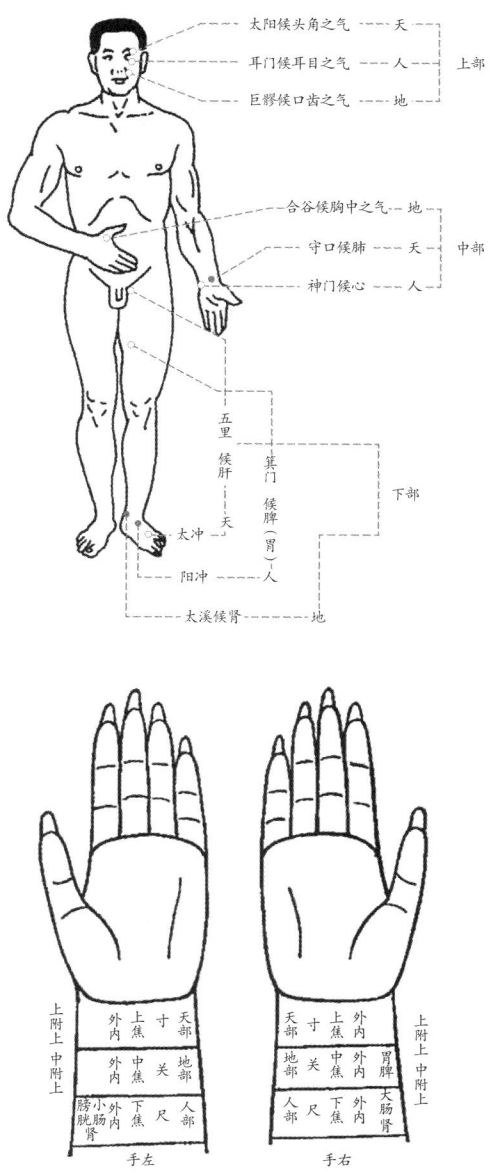

图30：体表浅动脉与内部病症对应图

部九候论》)。

《内经》中除了有"三部九候"的遍诊脉法外，还有十二经脉标本脉法、五脏气绝脉法等，并进一步简化有"人迎寸口比较脉法"，后世进一步简化为"独取寸口"。当"独取寸口"时，需要医生对寸口脉有更加细微的体察，以便在一个部位获得更多信息，支撑临床诊断的需要，这就产生了脉象，通过不同的脉象探知脏腑气血的生理及病理变化。晋代王叔和在《脉经》中将脉象总结为 24 种，元代滑寿《诊家枢要》则发展为 30 种，明代李时珍《濒湖脉学》定为 27 脉，同时代李士材《诊家正眼》再增入疾脉，合 28 种脉象。

"切脉动静"是中医临床的重要技法，不仅对临床诊断提供重要的信息，而且历代医家赋予特殊诊脉部位予以特定内涵，并进一步演绎中医理论。《灵枢·寒热病》记载有"颈侧之动脉人迎。人迎，足阳明也""腋下动脉，臂太阴也，名曰天府"等，诊脉部位与经脉、腧穴等理论密切相关，前者是构建经脉腧穴理论的重要临床基础之一。

◉ 诊察血络

"审视血脉"是《灵枢·九针十二原》中对于针灸临床的要求，谓"审视血脉者，刺之无殆"。这里的血脉与"切脉"之脉不同，主要是指体表的浅静脉。尽管《内经》也把体表浅静脉以及浅静脉称为"血脉"，如"菀陈则除之者，去血脉也"(《灵枢·小针解》)、"络刺者，刺小络之血脉也"(《灵枢·官针》)。当"络脉"的概念出现时，"血络"一词在《内经》中有了更加明确的含义。《灵枢·经脉》云："凡此十五络者，实则必见，虚则必下，视之不见，求之上下，人经不同，络脉异所别也。"指出了十五络脉与体表浅静脉之间的关系。《灵枢》还有以"血络"为题的专篇文章。

《内经》要求临床上重视诊察血络，如"相之奈何……血脉者，盛坚横以赤，上下无常处，小者如针，大者如箸，则而写之万全也"(《灵枢·血络论》)、"血脉者在腧横居，视之独澄，切之独坚"（《灵枢·九针十二原》）。这种对于体表血络的诊察，一方面可以提示相关经脉方面的病证，如"一经上实下虚而不通者，此必有横络盛加于大经，令之不通"（《灵枢·刺节真邪》），另一方面也可以提示脏腑的病理状态，如"凡诊络脉，脉色青，则寒且痛，赤则有热。胃中寒，手鱼之络多青矣。胃中有热，鱼际络赤"（《灵枢·经脉》）。

诊得血络异常，指导临床最直接的就是刺络放血，这也是《内经》时代针灸治病最普遍的方法之一，如"视其血络，刺出其血，无令恶血得入于经，以成其疾"（《素问·调经论》），"视其皮部有血络者尽取之"（《素问·缪刺论》）。

综上所述，《内经》时代的医生，对于血脉的认识建立在解剖基础之上，并创立多种结合临床诊脉方法，包括感知浅动脉搏动和感知体表浅静脉的各种方法，并且还将感知的结果与局部和远部的病证联系起来，这也为进一步构建经脉理论和腧穴理论提供了临床基础和实践支持。

经络之流注原理

营周不休，五十而复大会，阴阳相贯，如环无端。

——《灵枢·营卫生会》

五脏者，所以藏精神魂魄者也。六腑者，所以受水谷而化行物者也。其气内干五脏，而外络肢节。其浮气之不循经者，为卫气。其精气之行于经者，为荣气。阴阳相随，外内相贯，如环之无端。

——《灵枢·卫气》

《灵枢·营卫生会》主要论述人体十二经脉气血流注的模式和特点，原文首先指出营卫之气的生成和输布过程："人受气于谷，谷入于胃，以传与肺，五脏六腑，皆以受气，其清者为营，浊者为卫。"营卫之气有着相同的起源和源流，仅仅是因为两者有"清""浊"的性质差异而区分为营气和卫气。接着分析了营卫之气在人体中循行和流注的模式特点："营在脉中，卫在脉外。营周不休，五十而复大会，阴阳相贯，如环无端。卫气行于阴二十五度，行于阳二十五度，分为昼夜。"这里"阴阳相贯，如环无端"是从营气周流的角度阐明十二经脉流注的理论模式和特点。

以简帛经脉理论中阴阳理论与十一脉的结合为肇始，以《灵枢·经脉》中十二经脉理论的完善为终结，现有传世文献和出土文献，已经为我们考察这一理论模式构建的过程和背景提供了实证支撑。

简帛经脉理论中的"阴""阳"

阴阳是支撑经脉理论构建的前概念，对经脉理论的完善起到重要影响。首先，从马王堆和张家山出土的简帛经脉理论可以知道，无论是《足臂十一脉灸经》还是《阴阳十一脉灸经》，都已经将"阴""阳"作为经脉的名称在使用。

《足臂十一脉灸经》全书共分足（脉）篇和臂（脉）篇两部分。首先是足篇，依次为"足泰阳脉""足少阳脉""足阳明脉""足少阴脉""足太阴脉""足厥阴脉"六节，以及死候一节。其次为臂篇，依次为"臂泰阴脉""臂少阴脉""臂泰阳脉""臂少阳脉""臂阳明脉"五节。

《阴阳十一脉灸经》在内容的编排上，是按照先阳脉后阴脉的顺序，依次为"巨阳脉""少阳脉""阳明脉""肩脉（相当于臂太阳脉）""耳脉（相当于臂少阳脉）""齿脉（相当于臂阳明脉）""巨阴脉""少阴脉""厥阴脉""臂巨阴脉""臂少阴脉"。

由此可见，这里"阴""阳"出现在简帛经脉的名称中，可能与人体某些部位的命名有关，如同"肩""耳""齿"等，也就没有阴阳气的多少、阴与阳的对应等认识。

⊙ 三阴三阳是十二经脉理论的基础

只有在三阴三阳理论的基础上，才有十二经脉理论体系。虽然简帛经脉理论的足六经部分已经按照三阴三阳的格式来命名，但手部经脉还没有。可能是简帛经脉理论只有 11 条脉，故而手部不需要，也不能够按照三阴三阳的格式命名。《灵枢·经脉》十二经脉理论体系则是完全按照三阴三阳的格式命名。从简帛经脉理论到《灵枢·经脉》十二经脉理论，虽中间的演变过程不可考证，但是我们还是可以从《素问·阴阳离合论》中看出端倪，云："愿闻三阴三阳之离合也……圣人南面而立，前曰广明，后曰太冲；太冲之地，名曰少阴，少阴之上，名曰太阳。太阳根起于至阴，结于命门，名曰阴中之阳。中身而上，名曰广明，广明之下，名曰太阴，太阴之前，名曰阳明。阳明根起于厉兑，名曰阴中之阳。厥阴之表，名曰少阳，少阳根起于窍阴，名曰阴中之少阳。是故三阳之离合也，太阳为开，阳明为阖，少阳为枢。三经者，不得相失也，搏而勿浮，命曰一阳……外者为阳，内者为阴。然则中为阴，其冲在下，名曰太阴，太阴根起于隐白，名曰阴中之阴。太阴之后，名曰少阴，少阴根起于涌泉，名曰阴中之少阴。少阴之前，名曰厥阴，厥阴根起于大敦，阴之绝阳，名曰阴之绝阴。是故三阴之离合也，太阴为开，厥阴为阖，少阴为枢。三经者不得相失也。搏而勿沉，名曰一阴。阴阳錯錯，积传为一周，气里形表而为相成也。"这里阴阳仍然用来指部位，不过与经脉根结的联系，于是有了指身体不同部位之间（"根"和"结"）上下联系、三阳和三阴之间关系等内涵，已经逐渐脱离单纯指部位的概念了。尤其是"阴阳錯錯，积传为一周，气里形表而为相成也"一句，直接提示了三阴三阳构成一个整体，于是人体表里上下、形体气血浑然一体，从阴阳角度指向了整体观。

《灵枢·经脉》十二经脉理论，不仅仅按照三阴三阳模式建立理论体

青囊

系，而且在阴脉和阳脉之间构成了一定的对应关系，如太阴－阳明、少阴－太阳、厥阴－少阳。十二经脉理论的这种阴阳对应关系，不仅指明了部位相对经脉之间存在的表里关系，而且也指明了与经脉对应脏和腑之间存在的络属关系，这样十二经脉理论有了更加丰富的内涵，也有了更强大的诠释功能。

◉ 气血需要周流和循环

气血是人体构成的重要物质基础，也是人体生命现象的体现。基于天人相应的原则，作为自然一个单元体的人，其生命活动也应该符合与天地一样的规律，其中周流和循环就是一个重要的生命之道。

古人观察地表水系的周流，认为人体也应该有气血周流不息的生命规律。尤其是与十二经水相对应的十二经脉，就存在"内外相贯，如环无端"的特点。于是《内经》有"凡此五脏六腑十二经水者，外有源泉，而内有所禀，此皆内外相贯，如环无端，人经亦然。故天为阳，地为阴，腰以上为天，腰以下为地。故海以北者为阴，湖以北者为阴中之阴，漳以南者为阳，河以北至漳者为阳中之阴，漯以南至江者为阳中之太阳。此一隅之阴阳也。所以人与天地相参也。"（《灵枢·经水》）地表水系的一部分来源于地下源泉，故人体经脉气血也与体内五脏六腑有关，此即"人与天地相参"。这里的"如环无端"具有"内外相贯"的特点，具体即为由内（阴）而外（阳）的出和由外（阳）而内（阴）的入，这种"如环无端"对于完善十二经脉理论沟通内外的功能是十分必要的。《内经》中也反复强调"内阴外阳"的关系，如"外者为阳，内者为阴"（《素问·阴阳离合论》）"阴在内，阳之守也；阳在外，阴之使也"（《素问·阴阳应象大论》）等。而阳注于内、阴出于外的交流，达到阴阳平衡、内外相守，则就是一个健康身体——"夫阴与阳，皆有俞会，阳注于阴，阴满之外，阴阳匀平，以充其形，九候若一，命曰平人。"

（《素问·调经论》）

古人还观察四时五运六气的变化规律，发现自然气候的变化具有"周而复始"的循环特点，人体气血的运行也当如此。故《内经》有"五日谓之候，三候谓之气，六气谓之时，四时谓之岁，而各从其主治焉。五运相袭，而皆治之，终期之日，周而复始，时立气布，如环无端，候亦同法"（《素问·六节藏象论》）的论述，表明在时间轴上，人与自然界一样具有"周而复始"的循环规律。

应该说，上述古人关于自然现象的观察和思考，为古代医家思考和构建人体气血周流与循环的学说提供了绝佳的理论模型，而且空间和时间轴上都可以满足。比较原始的简帛经脉理论为气血周流和循环学说的建立提供了支持，于是就有如"营卫之行也，上下相贯，如环之无端……夫四末阴阳之会者，此气之大络也；四街者，气之径路也。故络绝则径通，四末解则气从合，相输如环"。（《灵枢·动输》）"阴之与阳也，异名同类，上下相会，经络之相贯，如环无端"（《灵枢·邪气脏腑病形》）等认识。

十二经脉流注模式的构建和完善

《灵枢·经脉》构建和完善了十二经脉理论体系，其中之一就是通过经脉分支等，将十二经脉构成了一个"阴阳相贯，如环无端"，即从肺出→手太阴脉→手阳明脉→足阳明脉→足太阴脉→手少阴脉→手太阳脉→足太阳脉→足少阴脉→手厥阴脉→手少阳脉→足少阳脉→足厥阴脉→肺、手太阴脉……（第二次循环），可以发现：《灵枢·经脉》的十二经脉流注模式与《灵枢·营气》中"营气之所行也，逆顺之常"如出一辙：

"营气之道，内谷为宝，谷入于胃，乃传之肺，流溢于中，布散于外，精专者，行于经隧，常营无已，终而复始，是谓天地之纪。故气从太阴出，注手阳明，上行注足阳明，下行至跗上，注大指间，与太阴合，上行抵髀，从脾注心中，循手少阴，出腋下臂，注小指，合手太阳，上行乘腋，出颓内，注目内眦，上巅下项，合足太阳，循脊下尻，下行注小指之端，循足心，注足少阴，上行注肾，从肾注心，外散于胸中，循心主脉，出腋下臂，出两筋之间，入掌中，出中指之端，还注小指次指之端，合手少阳，上行注膻中，散于三焦，从三焦注胆，出胁，注足少阳，下行至跗上，复从跗注大指间，合足厥阴，上行至肝，从肝上注肺，上循喉咙，入颃颡之窍，究于畜门。其支别者，上额循巅，下项中，循脊入骶，是督脉也，络阴器，上过毛中，入脐中，上循腹，入缺盆，下注肺中，复出太阴。"

这里，不仅仅是十二经脉构成了一个循环过程，而且出现了"脉行之逆顺"的概念，具体就有了"手之三阴从脏走手，手之三阳从手走头，足之三阳从头走足，足之三阴从足走腹"（《灵枢·逆顺肥瘦》）走向规律。这也符合人体气血出入身体内外等生理功能诠释的需要。因此说，《灵枢·营气》和《灵枢·经脉》提供了营气在人体完成一次十二经脉周流循环在空间上的详细细节，似乎有了"血液循环"的思想，虽然是推测而不是实证，但是无论对于中医理论的发展还是临床实践的指导，都具有深远的意义。

但是古人的思考尚没有就此停止，还给出了在时间向度的结论——"营周不休，五十而复大会"（《灵枢·营卫生会》），即在十二经脉中营气一昼夜运行50周。这个周期的计算主要是通过人体呼吸频率、每次呼吸的脉行距离以及全身经脉长度等为依据的。这也成为后世子午流注学说的主要学术起点，尤其是在思想上与现代生物学中"生物钟"的概念暗合。

综上所述，《灵枢·营卫生会》所记载的"营周不休，五十而复大会，阴阳相贯，如环无端"思想，主要阐述了营气在十二经脉中的流注过程和特点，是《灵枢·经脉》所述十二经脉理论的主要内涵之一，故《黄帝内经太素》仁和寺本第八卷"经脉之一"将《灵枢·经脉》十二经脉部分称之为"经脉连环"。"阴阳相贯"不仅仅是阴经和阳经之间的脉气交接，更多地是指人体内外气血的交流和灌注。

经络之分级原理

经脉为里，支而横者为络，络之别者为孙。

——《灵枢·脉度》

"经脉为里，支而横者为络，络之别者为孙"，是《灵枢·脉度》中黄帝和岐伯讨论经脉长度（十二经脉 + 跷脉 + 督脉 + 任脉）后的一段话，全文为"凡都合一十六丈二尺，此气之大经隧也。经脉为里，支而横者为络，络之别者为孙。"显然，原文主要是论述经脉的。这里通过"经脉为里，支而横者为络，络之别者为孙"所表述的经脉和络脉差异，依次来进一步阐述经脉。这段文字也是后世经常引用来表示经脉和络脉关系的。

"经脉为里，支而横者为络，络之别者为孙"，为我们深入认识和辨析经脉和络脉差异，提供以下启示。

◉ 经脉和络脉存在表里关系

"里"是相对于"表"而言的，这也提示了一个位置深浅的问题。就经脉和络脉，在《内经》中也有形态学的认识基础，其中经脉伏行于深部，处于组织较深结构层次，为里；络脉浮现于浅表，处于组织较浅结构层次，为表。经脉和络脉存在深浅的结构层次差异，即"经脉为里，络脉为表"的表里关系。

除了《灵枢·脉度》的记载外，《内经》还有多处这样的论述。例如：

"经脉十二者，伏行分肉之间，深而不见……诸脉之浮而常见者，皆络脉也。"（《灵枢·经脉》）

"帝曰：春取络脉分肉，何也？岐伯曰：春者木始治，肝气始生，肝气急，其风疾，经脉常深，其气少，不能深入，故取络脉分肉间。"（《素问·水热穴论》）

经脉和络脉的表里关系，在结构上即是深和浅的关系。由于经脉伏行于里，处于较深的位置，故"经脉者，常不可见也，其虚实也，以气口知之"（《灵枢·经脉》）；而络脉浮现于表，处于较浅的位置，故"诸脉之浮而常见者，皆络脉也。"（《灵枢·经脉》）这是《内经》时代很强调的两者之诊断方法，也恰好是基于经脉和络脉的深浅表里关系。

关于此，《内经》中还有进一步的认识，将络脉分成阴络和阳络，阴络和阳络之间也存在深浅的差异。相对来说，阴络更加接近于经脉，偏深，偏里；阳络偏于表浅，所以就有"经有常色而络无常变也……阴络之色应其经，阳络之色变无常，随四时而行也"（《素问·经络论》）的认识。络脉与经脉在颜色上存在差异，具体来说，经脉的颜色固定不变，而络脉的颜色常变化不定。但事实上，一部分络脉（即阴络）与经脉一样，颜色也固定不变，而另一部分络脉（即阳络）的颜色就变化无常了。这种形态特征的描述说明，阳络是部位相当表浅的血管，而阴络的位置就比较深，接近于经脉。在浅表的血管易受环境温度等的影响，发生血管收缩或舒张，感官上就可以表现出颜色上有一定的差异。而位置较深的血管，受外界干扰少，需要解剖而视之，所以颜色基本相同，即使出现变化也不容易看到。经脉和络脉存在一个颜色是否经常有变化的现象，但是其实质还是讨论了一个位置深浅的问题。所不同的是，经脉和络脉，已经不是简单的一个在深层、一个在浅层，而是络脉又有深浅之分，部分络脉也处于深层或者接近于经脉的层次了。

但是，经脉和络脉的深浅表里关系，绝非一定是"经深络浅"的表里结构模式。《内经》时代的人们已经认识到有例外，即经脉有处于浅表者，络脉有处于深部者。

经脉有行于浅表者。如《灵枢·经脉》记载"经脉十二者，伏行分肉之间，深而不见。其常见者,足太阴过于外踝(注:当为'内踝')之上,无所隐故也。"这里,作者把大隐静脉在内踝的一段作为足太阴脉的一部分,故在十二经脉中,只有足太阴脉行于内踝的部分,是"常见者"。假如说,经脉行于体表的其他认识,也即是部分经脉在体表部分区域可以有浅动脉的搏动,即"气口"的"脉动"。如《灵枢·动输》记载有"经脉十二,而手太阴、足少阴阳明,独动不休",《素问·三部九候论》记载了全身 18 个"气口""脉动"部位。

而络脉处于深部的认识,除了《素问·经络论》有关于阴络接近于经脉的认识外,多与内脏有关。如"胃之所出气血者,经隧也。经隧者,五脏六腑之大络也"(《灵枢·玉版》),"悲哀太甚,则胞络绝,胞络绝,则阳气内动,发则心下崩,数溲血也"(《素问·痿论》),"黄帝问曰:人有重身,九月而喑,此为何也?岐伯对曰:胞之络脉绝也。帝曰:何以言之?岐伯曰:胞络者系于肾,少阴之脉,贯肾系舌本,故不能言"(《素问·奇病论》),"胃之大络,名曰虚里,贯膈络肺,出于左乳下,其动应衣,脉宗气也"(《素问·平人气象论》),如此等等。显然,这里的内脏络脉虽然居于身体的最深层,但是与体表络脉的认识存在一定差距。

由此可见,尽管《内经》时代存在不同的认识,但是对经脉为里、络脉为表的深浅结构层次关系,是认识经脉和络脉的基本学术观点,在此基础上也存在相应的诊断方法和治疗方法。

◉ 经脉和络脉存在纵横关系

"经"的原意是"纵丝",有路径、途径之义。经脉呈线状纵直循行于人体上下,沟通人体上下和脏腑肢节。"络"的原意是"网络",有网系、联络之义。络脉是从经脉主干支横别出,然后逐层细分的分支,横行于人体各部之间,纵横交错,遍布全身各处。李梴在《医学入门》中指出:"经,径也,径直者为经,经之支派旁出者为络。"因此,从在身体的分布来说,体内经

青囊

脉为纵向直行，体表络脉为横向网状、树状分布。经脉和络脉在人体形成了纵横交错、经纬相间的复杂结构。故杨上善《太素·卷十三·脉度》有"人之血脉，上下纵者为经，支而横者为纬……二十八脉，在肤肉之里皆上下行，名曰经脉。十五络脉及别络见于皮表，横络如纬，名曰络脉"的记载。

经脉上下纵行，络脉支纬横行，经脉和络脉构成了纵横关系。所以，疾病状态下即有"一经上实下虚而不通者，此必有横络盛加于大经"（《灵枢·刺节真邪》）等认识。

⊙ 经脉和络脉存在主次关系

经脉是经络系统的主干，数量、部位相对固定；络脉从经脉分出，是经脉的分支。因此，经脉和络脉存在主次关系。

《灵枢·经脉》记载有"十二经脉"和"十五别络"。十二经脉具有固定数量和体表分布，是经络系统的主体。"十五别络"是从十二经脉分出的较大支脉，因此，也有相对固定数量和体表分布，即：

手太阴之别络：从列缺穴处分出，起于腕关节上方，在手腕后半寸处走向手阳明经；其支脉与手太阴经并行，直入手掌中，散布于鱼际部。

手少阴之别络：从通里穴处分出，在手腕后一寸处走向手太阳经；其支脉在手腕后一寸半处别而上行，沿着手少阴经进入心中;向上联系舌本、目系。

手厥阴之别络：从内关穴处分出，在手腕后二寸处浅出于两筋之间，沿着手厥阴经上行，系属心包络、心系。

手太阳之别络：从支正穴处分出，在手腕后五寸处向内注入手少阴经；其支脉上行，经过肘部，联络肩部。

手阳明之别络：从偏历穴处分出，在手腕后三寸处走向手太阴经；其支脉向上沿着臂、肩，上行至下颌角，遍布于牙齿；其支脉进入耳中，与宗脉相会合。

手少阳之别络：从外关穴处分出，在手腕后二寸处，绕行于前臂外侧，进入胸中，与手厥阴经会合。

足太阳之别络：从飞阳穴处分出，在外踝上七寸处，走向足少阴经。

足少阳之别络：从光明穴处分出，在内踝上五寸处，走向足厥阴经，向下联络足背。

足阳明之别络：从丰隆穴处分出，在外踝上八寸处，走向足太阴经；其支脉沿着胫骨外缘，向上联络头部和颈部，与各经的脉气相汇合，向下联络咽喉部。

足太阴之别络：从公孙穴处分出，在第一趾跖关节后一寸处，走向足阳明经；其支脉进入腹腔，联络肠胃。

足少阴之别络：从大钟穴处分出，在内踝后，绕过足跟走向足太阳经；其支脉与本经相并上行联络心包，下外通贯腰脊部。

足厥阴之别络：从蠡沟穴处分出，在内踝上五寸处，走向足少阳经；其支脉沿着胫骨，上行到睾丸部，结集在阴茎处。

任脉之别络：从鸠尾（尾翳）穴处分出，自胸骨剑突处下行，散布于腹部。

督脉之别络：从长强穴处分出，挟脊柱两旁上行到颈部，散布在头上；分支在相当于肩胛部的部位，从左右别走足太阳经，进入脊柱两旁的肌肉。

脾之大络：从大包穴处分出，浅出于渊腋穴下三寸处，散布于胸胁部。

除了"十五别络"中记述的分支外，从经脉主干支横别出的络脉像树枝一样逐层细分，有大小粗细不同，具有明显的层次，由大的别络，分出系络、缠络，直至终末组织孙络，即"支而横者为络，络之别为孙"（《灵枢·脉度》）。对此，后世医家有进一步详细阐述。如"络有一十五，有横络三百余，有丝络一万八千，有孙络不知其纪。"（《针经指南》）"十二经生十二络，十二络生一百八十系络，系络生一百八十缠络，缠络生三万四千孙络。自内而生出者，愈多则愈小，稍大者在腧穴肌肉间，营气所主外廓，由是出诸皮毛，方为小络，方为卫气所主。"（《医门法律·络脉论》）由经脉主干分支细化出来的网络系统又发生着不同层次的横向联系，特别是在末端孙络及孙络之间联系沟通，既具有类似微循环气血流缓、津血互换、荣养代谢的功能特点，也有末梢神经网络相类似的信息传导、协调控制功能特点。

综上所述，经脉和络脉的深浅表里关系、纵横交错关系以及主次关系，组成了沟通内外、联系上下左右、多级别多层次的网络系统，成为古代医家认识疾病、诊断疾病和治疗疾病的主要理论指导。包括病邪由外入内、由络入经，由内现外、由经入络等多种形式，例如：

外邪侵犯，由络入经。即外邪入侵时，邪气经由皮肤→络脉→经脉→脏腑，是病邪逐渐传变入里、病证逐渐加深的过程。《黄帝内经》共有 3 篇对此有详细的论述：

"皮者，脉之部也，邪客于皮则腠理开，开则邪入客于络脉，络脉满则注于经脉，经脉满则入舍于腑脏也。"（《素问·皮部论》）

"风雨之伤人也，先客于皮肤，传入于孙脉，孙脉满则传入于络脉，络脉满则输于大经脉。"（《素问·调经论》）

"夫邪之客于形也，必先舍于皮毛，留而不去，入舍于孙脉，留而不去，入舍于络脉，留而不去，入舍于经脉，内连五脏，散于肠胃，阴阳俱感，五脏乃伤，此邪之从皮毛而入，极于五脏之次也。"（《素问·缪刺论》）

因此，外邪可以由络脉缠绊或者由络至经的传遍，体现了经脉和络脉的密切关系。

内伤久病，外现于络。内伤七情，病证由内而生，可以通过经脉和络脉的密切联系，外现于体表络脉。基于这样的认识，喻嘉言有概括性论述："若营气自内所生诸病，为血，为气，为痰饮，为积聚，种种有形，势不能出于络外。"（《医门法律·络脉论》）《临证指南医案·胃脘痛》邵新甫有"初病在气，久痛入络，以经主气，络主血，则可知其治气治血之当然也"的按语，指出"初病在气，久病入络（血）"的规律，即疾病持续存在，日久不愈，多成瘀血凝滞。由于瘀血有形，故见痛有定处，舌质紫暗，或见瘀点、瘀斑；甚或因瘀阻络，血不循经，而致呕血、便血；且多见面色黧黑，肌肤甲错，唇甲青紫，脉涩等症。尤其是体表特定部位出现血络"盛""坚""横"等特点，即是"内伤久病，外现于络"的明证。

所以，喻嘉言有这样的感悟："是以有取于砭射，以决出其络中之邪。今医不用砭射，已不足与言至巧，而用药之际，不加引经透络，功效羁迟，安得称为良工耶！"（《医门法律·络脉论》）

总之，《灵枢·脉度》所记载的"经脉为里，支而横者为络，络之别者为孙"，表述了经脉和络脉的各自特点，指出了经脉和络脉存在深浅表里、纵横交错、主次等关系，《内经》及后世医家在此基础上，进一步讨论人体生理功能、疾病形成以及临床诊治等。

经络之奇正原理

脉有奇常。十二经者，常脉也。奇经八脉则不拘于常，故谓之奇经。盖人之气血，常行于十二经脉，其诸经满溢则流入奇经焉。

——《圣济总录·卷一百九十二·奇经八脉》

《圣济总录》第 192 卷，专门讨论了"奇经八脉"，这也是继《难经》提出"奇经八脉"概念术语和阐述理论之后的又一次系统总结。原书指出："脉有奇常。十二经者，常脉也。奇经八脉则不拘于常，故谓之奇经。盖以人之气血，常行于十二经脉，其诸经满溢则流入奇经焉。"原文指出了十二经脉与奇经八脉之间的差异，首先是十二经脉与奇经八脉存在"常"与"奇"的差异，其次人体的气血首先运行于十二经脉，十二经脉满溢时才流入奇经。这里最关键的是对十二经脉与奇经八脉联系与差异的理解。

◎ 十二经脉和奇经八脉的理论构建存在差异

十二经脉理论构建和完善于《灵枢·经脉》中。从现有文献资料分析，《灵枢·经脉》是在简帛经脉理论（《十一脉》）的基础上，结合人体营气生成和周流、经脉与脏腑融合等医学思想，对十二经脉理论进行系统阐述和完善的。十二经脉理论完善后，不仅继续保留简帛经脉理论时代指导临床诊断和治疗疾病的功能，而且可以阐述人体各种生理功能，包括营卫气血、五脏六腑等，具有更加深远的理论意义，不仅在针灸临床，乃至于整个中医学的各个分支，都有经脉理论的痕迹。因此，一方面十二经脉理论构建和完善的过程已经不是十分清晰，另一方面十二经脉理论的构建和完善，在中医理论上达到了一个相当的高度，直至今天，无人也无法去修订这一理论。

奇经八脉的理论构建，无论是在时间上还是在理论构建的学术内涵上，都与十二经脉理论不一样。《黄帝内经》没有系统总结和提出"奇经八脉"的概念术语，也没有系统的理论阐述。奇经八脉的概念术语是在《难经》提出来的。《难经·二十七难》有"脉有奇经八脉者，不拘于十二经，何也"的设问，和"有阳维，有阴维，有阳跷，有阴跷，有冲，有督，有任，有带之脉。凡此八脉者，皆不拘于经，故曰奇经八脉也"的自答。由此可见，《难经·二十七难》是相对于"十二经脉"而首次提出"奇经八脉"的概念术语。并有"不拘于十二经"直接提示，当时医家可能已经认识到十二经脉理论存在不足，故需要奇经八脉来补充。另一方面，《黄帝内经》中对阴阳维脉、阴阳跷脉，以及冲、任、督、带脉已经有了详略不等的丰富认识，需要进行理论上的系统总结，而奇经八脉的理论构建与十二经脉理论模式存在差异。

因此，十二经脉和奇经八脉的理论构建存在一个时间差，即在时间轴上，奇经八脉的理论构建要晚于十二经脉理论。这也决定了两者在学术内涵、理论意义上存在差异。

⊙ 古代术数对奇常脉构建的影响

无论是十二经脉还是奇经八脉，都不是人体刚好有十二条经脉或者八条奇经，而是受古代术数影响而确定的经脉数量。如果不了解这一点，执着于正经十二条或者奇经八条，是无法正确理论经脉理论的。

十二经脉是典型的三阴三阳模式。"三阴三阳"是阴阳学说的基本概念之一，是对阴阳的三分类，即有太阳、阳明、少阳三阳和太阴、厥阴、少阴三阴。《素问·阴阴离合论》有"三阴三阳之离合"的解读，杨上善进一步解释说"别为三阴三阳，推之可万，故为离也。唯一阴一阳，故为合也"（《太素·卷五·阴阳合》）。朱丹溪有"天为阳，地为阴，阴阳二气，各分三品，谓之三阴三阳"（《丹溪心法·审察病机无失气宜》）的阐释。正是受当时阴阳理论和术数盛行的影响，在构建十二经脉理论时，少阴和太阳，太阴和阳明，厥阴和少阳，两两相合；复以手经和足经不同，故有经脉十二的认识。《灵枢·经别》有"六律建阴阳诸经，而合之十二月、十二辰、十二节、十二经水、十二时"的直白记载。类似的论述还见于"经脉十二者，外合于十二经水"（《灵枢·经水》）"足之十二经脉以应十二月"（《灵枢·阴阳系日月》）等。这也就能够理解古人在五脏六腑认识的基础上，非常需要一个"心主（心包络）"以凑足脏腑十二便于与经脉十二相合。同时也演绎出十二经别有"六合"的概念（见《灵枢·经别》）。

由此可知，与其之前的简帛经脉理论（十一脉理论模式）相比，古代医家构建和完善十二经脉理论，就是以"三阴三阳"为基本形式。如手六经和足六经都是按"三阴三阳"六个概念命名的。也正因为如此，十二经脉理论也受到"三阴三阳"基本框架形式的限制，无法对分布在人体前正中线和后

青囊

正中线，以及躯干横向部位的联系进行描述，这也是十二经脉理论所存在的先天局限性。

奇经八脉理论构建时，与"八风""八纪""八正""八极"有关。《内经》中就对术数"八"极为重视，如有"天有八纪，地有五里"（《素问·阴阳应象大论》）"临观八极，正八风之气"（《素问·阴阳类论》）"四时八风，尽有阴阳"（《灵枢·官能》）"临观八极，考建五常"（《素问·五运行大论》）"上视天光，下司八正"（《灵枢·官能》）等论述。另外《灵枢》有《九宫八风》，《素问》有《八正神明论》等专篇。此外，《内经》时代的医生还将术数"八"用于讨论人体形体、疾病诊断、针灸治疗等。如"八者，风也，风者，人之股肱八节也，八正之虚风，八风伤人，内舍于骨解腰脊节腠理之间，为深也"（《灵枢·九针论》）"上古使僦贷季，理色脉而通神明，合之金木水火土、四时、八风、六合，不离其常。变化相移，以观其妙，以知其要。欲知其要，则色脉是矣"（《素问·移精变气论》）"凡刺之法，必候日月星辰四时八正之气，气定乃刺之"（《素问·八正神明论》）。

由此可见，无论是"八风""八纪""八正"还是"八极"，都与四方、四隅有关。按照四方四隅的基本形式，构建奇经八脉理论，可以不受阴阳理论的限制，能够弥补十二经脉理论的缺陷和不足，进一步加强了人体前后正中线以及头、尾、腰、膝、手、足等八个部位的联系。金元医家将奇经八脉与八卦联系起来进行"八脉八法"等阐述，即是术数上的同源性。

⊙ 气血运行方面的差异性

《灵枢·经脉》在构建和完善十二经脉理论时，最主要一点就是需要阐明营血在人体中运行和流注的过程。《灵枢·经脉》在表述十二经脉理论时，许多处理就是为了满足这一需要，例如十二经脉采用半向心、半离心的记述，从气血生化之源的中焦开始描述，从"朝百脉"的肺脏作为十二经脉描述的第一单元，十二经脉通过分支联系和沟通形成了一个封闭的环路，等等。假如不是气血运行和流注的需要，对于十二经脉的记述完全可以继续采用简帛经脉理论的形式。因此，才有"盖以人之气血，常行于十二经脉，其诸经满溢则流入奇经焉"（《圣济总录·卷一百九十二·奇经八脉》）说法。

而奇经八脉的理论构建，并不需要为气血运行而进行设计循行路线，故而不存在两脉交接的流注线路。其实，《难经》提出"奇经八脉"概念时，也是从气血运行的角度来说的，不过是"脉有奇经八脉者，不拘于十二经，何也？然，有阳维，有阴维，有阳跷，有阴跷，有冲，有督，有任，有带之脉。凡此八脉者，皆不拘于经，故曰奇经八脉也。"（《难经·二十七难》）《圣济总录》则完全承接《难经》的学术观点，曰："盖以人之气血，常行于十二经脉，其诸经满溢则流入奇经焉"（《圣济总录·卷一百九十二·奇经八脉》），意为气血运行于十二经脉乃为常规，而在"满溢"的情况下方流入奇经。奇经不参与气血的流注，但是参与气血的蓄积和调节。此等理论设计，完全受天人相应的影响，故而有"犹圣人图设沟渠，以备水潦，斯无滥溢之患，人有奇经，亦若是也"（《圣济总录·卷一百九十二·奇经八脉》）的感悟。

但是，奇经八脉中，任督二脉与十二经脉流注存在密切相关性。这也是能够模糊我们视线，混淆奇经与十二经脉差异的原因之一吧。十二经脉流注已经在 12 条经脉及其络属脏腑之间构成另一个相当完整的环路，但是《灵枢·经脉》的作者在足厥阴肝经循行的最后留了一个线索——"上出额，与督脉会于颠"。显然，《灵枢·经脉》的作者在完善十二经脉理论时，对督脉等有相当的了解，只是不便展开论述而已。但是要系统阐述十二经脉理论，又不得不提到与之密切相关的督脉。我们还可以发现，《灵枢·经脉》的这段文字与《灵枢·营气》"……其支别者，上额循颠，下项中，循脊入骶，是督脉也，络阴器，上过毛中，入脐中，上循腹里，入缺盆，下注肺中，复出太阴"的记载如出一辙。只是论述的角度不同，前者站在经脉循行的角度，后者站在营气的角度。由此我们可以发现，尽管奇经八脉整体上不参与营气流注，但督脉和任脉是参与的，因此元代滑伯仁撰写《十四经发挥》后，得到后世医家的高度认同。其实，滑伯仁是在营气流注的角度，将十二经脉和奇经八脉进行了部分的重新归类而已。

◉ 十二经脉和奇经八脉理论的临床基础不同

假如说，十二经脉理论构建的临床基础为"气口"脉诊病候和经脉循行部位病候的话，则奇经八脉理论构建的临床基础则各有特点，不完全一样。我们可以从《内经》的记载中体会一二。

督脉的临床基础可能与脊柱、脑及其相关疾病有关。《内经》的记载可以证实这一点，如"颈中央之脉，督脉也，名曰风府"（《灵枢·本输》）"督脉之别，名曰长强，挟膂上项，散头上，下当肩胛左右，别走太阳，入贯膂。实则脊强，虚则头重，高摇之，夹脊之有过者，取之所别也"（《灵枢·经脉》）"其支别者，上额，循颠，下项中，循脊，入骶，是督脉也"（《灵枢·营气》）"督脉气所发者二十八穴……脊椎法也"（《素问·气府论》）"督脉为病，脊强反折"（《素问·骨空论》），凡此等等。

任脉的临床基础应该与女性妊娠、生育等生理过程，以及第二性征有关。如《素问·上古天真论》记载"女子……二七而天癸至，任脉通，太冲脉盛，月事以时下，故有子"，《素问·骨空论》记载"任脉者，起于中极之下，以上毛际，循腹里上关元，至咽喉，上颐循面入目……任脉为病，男子内结七疝，女子带下瘕聚"，《灵枢·五音五味》讨论男子长胡子时，提到"冲任之脉，不荣口唇，故须不生焉"，等等。

冲脉的记载，《内经》中共有10篇（《素问》4篇，《灵枢》6篇），其起止与分布不尽相同：如起有肾下、胞中、关元、气街等之分；止分上下，上行有颃颡、唇口之异，下行有大趾、胫前之别。人体前胸腹、后脊背，除上肢外几乎都有冲脉循行通路。冲脉最突出的临床基础就是多含"逆气里急"之势。

按照《内经》的记载，其他如带脉与"足痿不用"（《素问·痿论》）、跷脉与"目不合"（《灵枢·脉度》）、维脉与"腰痛"（《素问·刺腰痛论》）等有关。

从各条脉相关的临床相关症候分析，奇经各脉的临床基础差异较大，相关组织器官也非五脏六腑那样整齐，因此，构建奇经八脉理论时，需要一定智慧做取舍。从《难经》二十八难、二十九难对奇经八脉的循行和病候记载看，作者采用了"补不足""泻有余"及删繁就简的策略，即《内经》中记述较多的一概简化，《内经》中记述太简的适当补充，以至于有了《难经·二十八难》和《难经·二十九难》相对规整的循行和病候表述。

综上所述，十二经脉作为经脉理论的主体，完善于《灵枢·经脉》一文，是人体气血循行的主要通道；奇经八脉作为十二经脉的补充，由《难经》二十七难至二十九难系统总结和提出，参与人体气血的蓄积和调节。故十二经脉为正经，为常脉，而奇经八脉则为奇经、奇脉。正如滑伯仁所言"奇对正而言，犹兵家之云奇正也"。

（张建斌　南京中医药大学）

中医是怎样看病的？

◉ 余　新

　　经常听到这样的说法：西医看病是"头痛医头，脚痛医脚"，而中医看病是"从本而治"，并且强调需要通过"望、问、闻、切"而诊治疾病。可是中医到底是怎么看病的？很多人却说不上来。即使有些人自以为掌握了一些中医看病的方法或技术，但对于中医看病的真谛却并不完全了解。还有些人，把中医诊治疾病看作是一种很玄的东西而盲目崇拜或者加以诋毁，前者被称作"中医迷"，后者被称作"中医黑"，无论是"中医迷"还是"中医黑"，都是因为不懂中医，不知道中医是如何看病的，不理解或不掌握中医的理论与中医的看病方式方法。

　　中医理论源于中国的传统文化与传统思想，现代人受到现代思维的影响，丢失了传统的思维，自然对中医的理论难以理解，特别近百年来受西学的影响以及西医方法与技术的引进，中医理论与方法逐渐被淡化，人们逐渐对中医感到很陌生，更有人从怀疑到排斥，甚或成为中医的反对者。

　　近年来，随着中国传统文化的复兴，代表传统文化之国粹的中国传统医药越来越多为人们所青睐。当前，无论是政府，还是民间，对中医药高度重视，特别是民间对中医的信任度越来越高，很多病人患病后首先考虑使用中医治疗，这或许标志着中医药的春天到来了。但是，由于中医学说与现代医学的理论体系、诊断方法、治疗手段上具有明显差异，除了中医药专业人士外，身边大量的长期接受新思维的人们，对中医是如何看病的，其机制很少了解或完全不了解。

那么，中医到底是如何看病的呢？为什么中医在受到现代医学如此冲击之下，依然活力无穷，发挥巨大的作用呢？

以完整的理论体系为指导

一个疗效佳、口碑好的中医师，首先必须系统掌握中医药理论，仅仅掌握一方一药或一技一术，终究不会是一个优秀的中医师。

千万不要以为掌握了一些中医点滴方法，了解了一些可以养生防病的食疗技术，或懂得一些刮痧、按压的方法，就以为自己是一个中医了。近一段时期，微信圈中传播艺人陈坤俨然就学会中医了。文中谈到许多治病的处方，但大多是以单验方为主，谈不上以中医理论为指导辨证论治，凭此就说陈坤学会了中医，那是言过其实。至多只能说，他学会了一些中医小秘方，平时喜欢食物疗法。但可能也是冤枉了陈坤，其中的很多治病的小方经常能在一些媒体上传播，估计是有一定的实际疗效。事实到底如何，要看看陈坤本人是怎么说的，否则不足以信。

中医具有悠久的历史与顽强的生命力，特别是西医学如此发达的今天，依然为人们所使用和推崇，与其具有完整的理论体系具有很大的关系。一个优秀的中医，他必然系统掌握中医理论体系。

人类在生存与繁衍过程中，必须要与疾病做顽强的斗争，从而发明了医学。世界上大凡历史悠久的国家和地区都有自己的传统医学，比较著名的有埃及传统医学、印度传统医学、阿拉伯传统医学、古希腊传统医学以及泰国、俄罗斯等国家的传统医学，这些地区的传统医学均有自己独特的理论观点与体系、擅长治疗的疾病、特殊的天然药物以及医疗技术。这些古老的传统医学与中国传统医学既有相似之处，也有交叉与重叠之处，并且也有相通与相互影响的地方。

如埃及传统医学采用观察和类比的方法把气候、河流及人体现象联系起来，建立了原始的体液病理学说，认为人体由土（固体）、水（液体）、火（体温）、气（呼吸）等构成，气与血应处于平衡状态，气血失衡就会产生疾病。并很早就将疾病分为肠道病、出血病、呼吸病等不同类别，掌握了发汗、催吐、利尿、灌肠、针刺等治病方法，将天然动、植物如牛、驴、羚羊、老鼠、葱、蒜、乳香、罂粟等作为药物使用。

印度传统医学的主流体系是阿输吠陀（Ayurveda）医学，也译为阿育吠陀或生命吠陀，是世界上最古老的传统医学体系，已有 6000 多年历史。认为人的机体功能是由"气、胆、痰"这三个要素决定的，三者平衡即表现为健康，疾病是因为这三个要素失衡导致的。同时还认为机体是由地、水、火、风等元素组成，人体存在一定比例的"基本物质"，相当于中医的"元气"。印度医学较早时期就发明了以尿诊断"糖尿病"的技术。代表著作《阇罗迦集》认为世间万物皆可入药，记录了大量的植物药、动物药和矿物药，约有500 种，具有滋养、助消化、促食欲、解毒、发汗、催乳、催精、消渴、平喘止咳、解热镇痛等功能。药性分为辛、甘、酸、苦、咸、涩六味，与中医的药性理论有相似之处。外科经典著作《妙闻集》记载了 101 种外科手术器械以及剖腹产、白内障摘除、结石摘除、截肢等手术方法，同时注意到了手术过程中的疼痛和感染问题。

阿拉伯传统医学中创造出了许多闻名于世的传统制剂，如车前子散、天竺黄散、生沉散、大黄并子方、龙涎香、蔷薇水等，常用的药物达 1400 余种，剂型有糖浆、软膏、擦剂、乳剂、油脂剂等，丸药的金、银箔衣也是阿拉伯医学的首创。著名的阿拉伯医学家拉齐（公元 865 ～ 925 年）著有《曼苏尔医书》和《医学集成》两本经典医书，备受西方医学界推崇，他在世界医学史上创新了许多第一，如第一个使用动物肠衣制线用来缝合伤口、第一个明确叙述天花与麻疹的症状及两者的区别、第一个主张在病人服用新药前应先用动物做试验、第一个注意到疾病的遗传性。阿拉伯另一位医学家伊本·西那（公元 980 ～ 1037 年）著有《医典》，书中有许多医学创新，如区分了纵膈障炎和胸膜炎，确认了肺结核的接触性传染，明确了水和土壤是传播疾病的环节，断定钩虫病是由寄生虫造成，首创了皮下注射、从毒麦草中提炼出麻醉剂等等。

古希腊－罗马传统医学因医学之父希波克拉底及《希波克拉底文集》而闻名于世，希波克拉底提出了"四体液"理论，认为人的健康是由于四种体液和谐平衡的结果，体液失衡就会导致疾病。它还观察到心房和心室，认为脑是感觉的中心，对骨骼的记载比较详细，书中的"空气、水和处所"强调了健康与环境的关系，提出了整体观和预防思想，与中医理论较为吻合。《摄生法》则介绍了有益于健康的饮食和生活方式，也即中医所谓的养生。古希腊医学家希洛菲利斯发现了大脑、脊髓和神经之间的联系，发现了人脑沟回的复杂性与人类高级智慧的联系，指出脑是智慧的中心，而不是像以往认为的心脏是智慧的中心。此外，还描述了小肠，命名了十二指肠，发现了前列腺。他还记述了眼的解剖，如睫状体、玻璃体、视网膜等。首次研究了女性生殖器官，对卵巢、输卵管等做过细致的描述和探讨。此后一系列解剖认识越加全面，并产生了丰富的外科手术方法，然后演变为西医学。所以说，西医学主要是以古希腊－罗马的传统医学为基础不断发展而来的，用实证代

替想象是古希腊 – 罗马人对全人类的伟大贡献。

泰国传统医学认为人体与风、土、水、火四个因素密切相关，"四要素"处于平衡状态人体才能保持健康。泰国传统医学中药物数量很多，接近5000 种，包括植物药、动物药和矿物药，使用方法有煎剂、丸剂、蒸汽浴及药物推拿等20 多种，还有一些推拿方法、骨损伤治疗、以佛教为形式（习惯和形式）的精神健康保健以及自然疗法。

俄罗斯传统医学针刺疗法、顺势疗法、按摩、手法疗法、草药疗法、传统诊断、传统保健体系、天然药物治疗和能量信息学等很多方面。俄罗斯有丰富的传统药物，如菖蒲、款冬、益母草、芦荟、黄蜀葵、睡菜、金龙胆、拳参、甘兰、地榆、直立委陵菜、胡椒薄荷、蒲公英、大车前、洋艾、洋甘菊、沼泽鼠曲草、黄蒿、艾菊等。

各国传统医学与中医学一样，在人类的生存与繁衍历史上，起着不可磨灭的作用。然而相比于中医学，也许其历史有的要比中医学更加悠久，但不可回避的现实是，在医学理论体系的完整性上，中医学要更胜一筹。除了古希腊传统医学中的一些解剖学、生理学和外科技术是西医学的雏形之外，其他传统医学知识仅仅是实践认识为主，缺乏系统与完整性。各国的传统医学的起源与发展具有不同文化和社会的印记，但较之于中医，则较为分散与零星，一些药物与治疗手段则很容易被替代或湮没。

一门学说能够长期存在并且有生命力，就在于其有没有一个完整、系统及具有说服力的理论体系，而之所以中医的生命力如此顽强，特别是在西医学的冲击之下，还为世人所接受，关键点就在于中医有一整套完整的理论体系，这个理论体系也许不为"唯现代"思维及"唯科学"的人士所接受，但因其有完整的理论体系，而具有发展和延伸的空间，是一门学说，能够指导理论的传播和学习，更能指导临床的实践与应用。从中国的中医高等教育模式就可以看出，唯有中医因为其有完整的理论，才能有如此规模的办学模式，适合于现代教育体系，使中医学术得到广泛传播，如西医学一样，所为大众教育体系下的一门学说。

与其他民族医学一样，中医学理论也是在实践的基础上逐渐完成与丰富，它吸收了诸子学说中的精华部分，在医学实践与解剖学成就的基础上，创立了藏象、经络、气血津液精神等学说，并在探讨人与自然关系的过程中创立了六淫致病学说；同时又将古代哲学的气、阴阳、五行诸学说引入医学领域，作为方法论用以阐释人体的生理和病理，指导疾病的诊断和防治，于此建立起中医学完整的理论体系。

因此，学会用中医看病，必须系统学习中医学理论，掌握阴阳五行学说、气血津液学说、藏象学说、病因病机学说、辨证学说、中医治则学说、中药学、方剂学等。

"四诊"是中医看病的"仪器"

与西医看病不同，传统中医看病不用听诊器，不看检查单，主要是通过咨询病情，切脉看舌，进行诊断，然后处方用药。

当然，现代中医师，特别是在中医院工作的中医师，也常常会使用听诊、量血压的方法，甚至开出一系列的检查单。其目的是明确西医学诊断，一方面是为了中西药并用的需要，另一方面现在的病人大多需要了解自己疾病的现代诊断。但在这种看病过程中，中医师所开的中药处方并不依赖于这些理化检查，主要通过中医的"望、问、闻、切"四诊来完成诊断，在四诊的基础上进行辨证，然后开出处方。

与西医的诊断前的手段比较，中医只需要通过与病人的言语交流，然后摸摸脉、看看舌苔，就能进行诊断，看似十分简单，其实包含了很多的学问。

中医的"四诊"，是中医看病的主要手段，掌握得好，对于如何用药，能否保证药物的疗效起着举足轻重的作用。可以说，"四诊"是中医看病的"仪器"，这些仪器不是器械实体，而是人的大脑。

◎ 望诊

《难经·六十一难》云："望而知之谓之神，闻而知之谓之圣，问而知之谓之工，切而知之谓之巧。何谓也？然望而知之者，望见其五色，以知其病。闻而知之者，闻其五音，以别其病。问而知之者，问其所欲五味，以知其病所起所在也。切脉而知之者，诊其寸口，视其虚实，以知其病，病在何脏腑也。"此番言论把四诊之望诊放至首位，认为通过望诊即能知晓病情的医生，可以誉为"神医"。

无论是古代传说，还是现实生活中，很多医家被病人认为很"神"，就是因为往往病人一走进他的诊室，还没等病人主诉，医生就可以说出病人的病位与痛楚。其实这主要是通过望诊，医生就能了解患者的病情一、二。如果再加上切脉、看舌苔，更能进一步说出病情。

不过，望诊仅仅是四诊的一部分，但它被列于"四诊"之首位，可见其重要性。当然，也有一些人用望诊来行骗，假扮神医，标榜自己一看到病人外貌或面相，就能知道他病在何处，这又是另外一回事，需要谨防。

中医有"藏象"之说，是指人体器官藏于内而象于外，即人体五脏六腑虽隐藏于内，但其功能与病态会表现于外，观察体表和五官形态功能的变化征象，可推断内脏的变化，这是望诊的原理所在。

如心主血脉，开窍于舌，在体合脉，其华在面。心的功能好坏，可以通过望面色和舌质来判断。舌有瘀紫或瘀斑者，常因心血瘀阻而致；舌质淡胖，多为心气（血）不足。肺主气，朝百脉，主治节，其华在毛，开窍于鼻，在液为涕。毛发枯萎者，多为肺气虚弱；鼻塞流清涕者，多属风寒袭肺。脾主运化升清，统血摄血，开窍于口，在体合肉，又主四肢，其华在唇。肌肉松软无力或肉少瘦削者，多为脾虚气弱。肝主疏泄，藏血，开窍于目，在体合筋，其华在爪。

人之精、气、神的变化主要从头部和双目表现出来，也反映于全身形态、语言气息、面部色泽乃至脉象、舌象等方面。精充、气足、神旺，则五脏功能强健；精亏、气虚、神耗，则五脏有恙。是疾病的表现和原因。因此，望诊不仅可诊察内脏病变，还可了解人体精、气、神的动态变化情况。

望诊主要望病人的形体、面色、舌体、舌苔以及大便、小便、痰等，特别要仔细观察舌和尿的变化，舌诊主要是看舌质和舌苔。不同部位的望诊，可以得出不同的结论。

具体的望诊，分总体望诊和分部望诊，总体望诊是观察全身神、色、形、态，分部望诊则通过局部的变化征象了解相关的病变。

望神是判断临床预后、生命活动的重要环节，特别对于年老、久病、晚期病人，更可以判断预后情况，甚至生死。一般来说病人目光明亮，神志清楚，语言清晰，反应灵敏，活动自如，表示正气尚足，病情轻浅，预后良好。如病人目光晦暗，瞳仁呆滞，精神萎靡，语声低微，反应迟钝，甚至神志不清，循衣摸床，或卒倒而目闭口开，手撒遗尿等，表示正气已伤，病情较重，预后不好。

在望神上，需要区别久病、重病精气极度衰弱的病人出现"假神"现象，病人原本神识昏糊，突然神志清楚；原来不多言语，语声低微，突然转为言语不休，声音响亮；原本面色晦暗，突然颧红如妆；原本毫无食欲，忽然食欲增强。这是由于精气衰弱已极，阴不敛阳，虚阳外越，暴露出一时"好转"的假象，俗称"回光返照"或"残灯复明"。反而提示病情更加恶化，脏腑精气将绝，使临终前的前兆，不可误以为是一种病情好转的现象。

望面色，是望诊中最直接、最常用一种方法，面部的青、赤、黄、白、黑五色变化与出现的部位，可反映脏腑气血的盛衰变化和病邪所在的部位。青色主寒证、痛证、瘀血、惊风，赤色主热证，黄色主虚证、湿证，白色主虚证、寒证、失血证，黑色主肾虚、水饮、瘀血。如面色青紫晦暗者，可见肾气不足所致。如临床上，一些更年期女性，可见眼圈发黑，大多可诊断为肾精亏损；如中年男性，形体肥壮，面色红润，常为肝阳上亢（高血压）所致；秋季口唇干裂，多属津少阴亏。

望诊中还有一个很特别的望诊法，就是望小儿食指掌侧络脉，通常称为小儿指诊治，很是实用。此方法多用于 3 岁以内小儿，以其形状、色泽、粗细、长短等变化为主。

小儿食指掌侧络脉的显现和分布，可分为风关、气关、命关三部。诊察时医生用右手拇指用力适中地从命关向气关、风关直推，反复数次，络脉渐显，以便于观察。一般来说，小儿正常指纹色泽鲜红，红黄相兼，仅隐于风关之内，多呈斜形，单支状，粗细适中。其色深病重，色浅病轻；色淡多虚，色滞（推之不畅、按之不退）多实；色淡红多寒，色紫红多热；色紫黑属瘀血阻络、主病危，色青主风或疼痛。若浮露浅显，病在表；沉滞深隐，病在里。增粗为实证、热证，变细为虚证、寒证。日渐增长为病情加重，缩短为病情减轻。食指络脉见于风关，病邪在表，病情较轻；从风关透至气关，病邪由表入里，病情加重；见于命关，病邪深入脏腑，如直透指端称为透关射甲，病情危重（图 31 小儿手指络脉）。

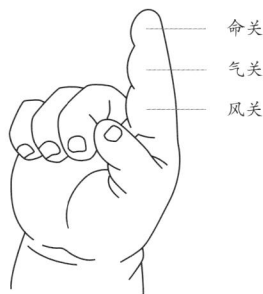

命关
气关
风关

图 31：小儿手指络脉

指甲是筋之余，为望指甲可测知气血盛衰及其运行情况。指甲红润含蓄光泽，坚韧而呈弧形，是气血旺盛、运行流畅征象。若指甲深红色是气分有热；黄色是黄疸之征象，常伴面目、全身皮肤黄色；淡白色为血虚或气血两虚，苍白色为虚寒，紫黑色为瘀血，青色以寒证为多。如按压指甲变白，放开后血色恢复缓慢，是气滞血瘀；不复红者，多是血虚。指甲扁平而反凹称为反甲，多为肝血虚所致；指甲干枯多为肝热，或肝血虚、心阴虚。指甲菲薄脆裂，以气血亏、精血少为多，亦可见于疠风、甲癣、久痹等病。

近年来比较盛行从指甲上的月牙，俗称小太阳，学名叫半月痕，来判断体质与病情。小太阳这个概念应当不是传统中医的知识，而不知何故，临床上经常有人向中医师咨询关于小太阳的问题，其原因值得深究。"小太阳"在指甲的下 1/5 处出现，正常体质双手数量 8～10 个，颜色为奶白色。如果一个人手指甲上的月牙弧度大、光泽好，就表明此人的气血比较丰盛；如果月牙变小或逐渐消失，说明人体的气血衰退，身体状况不如从前。

如果小太阳的理论一定要与中医基础理论挂钩，则与五脏之心、肝两脏有关。心主血脉，行气血；肝藏血主筋，其华在爪血。体内血液循环的好坏直接影响心脏的功能，并可以从人的指甲上表现出来。一般来说，小太阳色泽与数量正常的人，其心气足，血行畅；如小太阳数量少而小，且色泽晦暗者，则心气虚弱，肝血不足。有人把小太阳当作人体健康的窗户，将之作为判断人体气血是否充足的依据，也是有一定道理的。现有人对小太阳开始深入研究，进一步细化，拟将此判断人体的寒热虚实与脏腑盛衰，并将不同部分的小太阳与五脏联系起来，是否具有临床价值，还需要通过大量的数据调研后予以确认。

望诊中最具有临床意义的当数望舌。浙江名医曹炳章《辨舌指南》云："辨舌质可辨脏腑的虚实，视舌苔可察六淫之浅深。"舌诊既看舌苔，又察舌质，宜将两者结合。一般情况下，两者反映病变是一致的，但也有不一致现象出现，这就需要综合分析，全面衡量，参考其他证候，做出正确的判断。

正常舌象是舌体柔软，活动自如，颜色淡红，舌面铺有薄薄的、颗粒均匀、干湿适中的白苔，常描写为"淡红舌、薄白苔"，而属于病变状态下的舌苔与舌质却是五花八门。从舌质看有裂纹舌、胖大舌、齿痕舌，从舌苔看有白腻苔、黄腻苔、黑苔、少苔等。

裂纹舌，舌面见多少不等，深浅不一，形状各异的裂纹，多属阴虚热盛之证，如热盛伤阴或素体阴液亏损者，多为红绛舌有裂纹；血虚不润，多为淡白舌有裂纹；若脾虚湿浸，多舌质淡白胖嫩，边有齿痕，又有裂纹。

临床上曾见有一年轻小伙，年方十七，舌质红绛有裂纹如刀切一样，呈一片片翻开状，家长诉说其从小如此。伴有长期慢性泄泻，稍有饮食不慎，即发腹痛泄泻，且导致身材矮小偏瘦。辨证为中焦气阴两虚，治拟益气滋阴，病情很快得到缓解。目前临床上裂纹舌还多见于糖尿病、干燥综合征的病人。

胖大舌，可见舌体虚浮胖大，或边有齿痕，色淡而嫩，大多由脾阳虚衰或兼寒湿所致，常伴有面白形寒，少气懒言，倦怠食少，腹满便溏，脉虚缓或迟弱等症，临床多出现在肥胖症、甲状腺功能低下、贫血等病人的舌象。慢性肾炎、肾功能衰竭患者也常见胖大舌，多伴小便少，水肿，形寒神疲，四肢厥冷，面色晦暗或㿠白，脉沉迟或沉细等症。

齿痕舌，即舌体的边缘见牙齿的痕迹，多因舌体胖大而受齿缘压迫所致，多由于脾虚不能运化水湿，湿阻于舌而古体胖大，受齿列挤压而形成因痕，故齿痕常与胖嫩舌同见。临床上十分常见，可见于各个年龄层次的病人。故齿痕舌常与胖大舌同见，多属脾虚，主虚证。若舌质淡白而湿润，所为脾虚而寒湿壅盛。一方面由于舌体水肿，属脾之阳虚而湿盛，另一方面由于舌体肌肉松弛，张口不足，属脾之气虚。现在的年轻人缺乏锻炼，普遍存在气虚血瘀现象，因此临床上常见齿痕舌表现，且舌体颜色紫暗，遇到这样的情况，必须建议加强体育运动，增强体质。

暗紫舌，舌色暗紫，晦暗不润泽，紫中略带灰色。其成因有三个方面，一是热邪深重，津枯血燥，血行瘀滞。二是瘀血之征象，可伴腹内结块，胀痛，痛以刺痛为主，痛处不定，肌肤甲错，黑黯消瘦。三是温热夹湿兼瘀，湿与热并，瘀蕴不解。现临床上多见于心血管疾病、妇科病、肿瘤患者等。各类长期慢性病患者，多见暗紫舌，此所谓"久病入络"也。

　　红绛舌，舌红而颜色深暗，常因高热伤阴而引起，发生在感染、中毒、维生素缺乏、脱水、贫血、昏迷等病理过程中，分实热型和阴虚型两种。实热型红绛舌大多由急性温热病引起，发病不久，邪虽盛但正气未衰，热度较高，甚至有神志昏昧，胡言乱语，舌质红绛较鲜明，多有红刺增生增大而突出，舌面干燥起裂纹，舌苔黄糙或焦黑，这时温邪已侵入营分。主要矛盾在于热毒邪实，即使伤阴也不严重，随着热病好转，红绛舌也会转淡。阴虚型红绛舌，多见于慢性消耗性疾病或温热病的后期，邪热的气焰已经低落，但阴血津液消耗过多，正气虚弱的现象比较突出，可有午后升火潮热、面色发红发烫。内心烦热，小便量少色深，口干引饮等症。此时舌质红或绛，但色较暗，不鲜明，舌苔很少或不见舌苔，舌面干而少津，也有舌质的边尖特别红赤，并有红刺现象存在。阴虚性红绛舌现也多见于肿瘤患者多次化疗之后。

　　厚白腻苔，指舌面上覆盖一层厚厚的白苔，多由外感寒湿引起。寒则令色白，湿则主腻苔；因寒湿在表，故舌苔可呈薄白而腻。

　　黄腻苔，苔色黄而黏腻，颗粒紧密胶黏，加黄色粉末调涂舌面。多由邪热与痰涎湿浊交结而形成。苔黄为热，苔腻为湿，为痰，为食滞。主湿热积滞，痰饮化热或食滞化热等证；亦主外感暑热，湿温等证。黄燥苔，苔色黄干而少津，属邪热伤津之病变，表明邪热传里。

　　灰苔，舌上苔色呈现灰中带黑者，又称"舌苔灰黑"。严格来说，舌苔灰与舌苔黑之色泽、主病不尽相同。然苔色渐黑即为灰；苔色深灰则为黑，苔灰主病略轻，苔黑主病较重，随病情发展与转归，两者又密切相关。灰苔常由白苔晦暗转化而来，或与黄苔同时并见。灰苔湿润，多为痰饮内停，寒湿内阻；若苔灰而干，多属热炽伤津，见于外感热病。或为阴虚火旺，见于内伤杂病；邪热传里，时疫，郁积，蓄血等，均可见灰苔。

黑苔，较灰苔色深，多由灰苔或焦黄苔发展而来，常出现于疾病严重阶段。清代一本专门的舌诊鉴别著作《舌鉴辨正·黑舌总论》认为："凡舌苔见黑色，病必不轻，寒热虚实各证皆有之，均属里证，无表证也。"但是，出现黑苔必须辨别是否因吸烟染黑而致者。

舌质与舌苔必须相互结合，综合考虑，从而进行辨证。另外，还有学者将舌头不同的部位，对应不同的五脏，如舌根与肾对应，舌中部与脾胃对应，舌两边对应肝胆，舌尖对应心肺，通过观察舌头不同部位的变化来辨别体内五脏的健康状态与疾病变化。

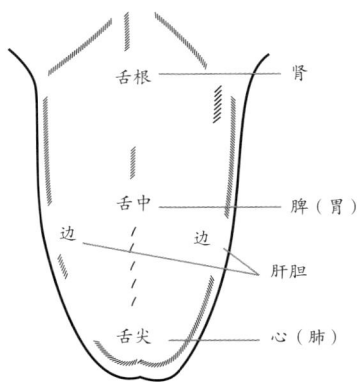

图 32：舌像图

◎ 闻诊

闻诊包括耳听声音与鼻嗅气味两种。人体内发出的各种声音和气味也是在脏腑生理和病理活动中产生的，因此声音和气味的变化能反映脏腑的生理和病理变化，在临床上可推断正气盛衰和判断疾病种类。

听声音，是指诊察病人的声音、语言、呼吸、咳嗽、呕吐、呃逆、嗳气、太息 、喷嚏、肠鸣等各种声响，主要是根据声音的大小、高低、清浊，区别寒热虚实。

如病人说话声音的强弱，可反映正气盛衰和邪气性质。语声高亢洪亮而多言，属实证、热证；语声轻微低哑而少言，属虚证、寒证。语声重浊，常见于外感或湿邪侵袭，为肺气不宣，气道不畅而致。声音嘶哑，发不出音的称失音，因外邪袭肺，肺气不宣，气道不畅而致的为实；因肺肾阴虚，津液不能上承而致的为虚。新病声哑属实证，久病失音属虚证。妊娠七月而失音，称为子瘖，是生理现象，分娩后不治自愈。语言错乱，多属心有病变。躁扰不宁是狂证，多为痰火内扰所致，属阳证；喃喃自语，痴呆静默是癫证，多为痰气郁闭所致，属阴证；神识不清，语言颠倒，声高有力，称谵语，属实证；神志恍惚，语言重复，声低无力称郑声，属虚证。

呼吸有力，声粗浊，多为热邪内盛，属实热证；呼吸无力，声低微，多为肺肾气虚，属虚寒证。呼吸急促而困难是喘证，发作急骤，声高气粗，以呼出为快的，多因肺有实邪，气机不利而致，属实证；发作缓慢，声低息微，呼多吸少，气不接续，或痰鸣不利的，属虚证。呼吸困难而有痰鸣音，是哮证，为痰阻气道而致。

咳声重浊有力，多属实证；咳声低微无力，多属虚证。咳嗽痰声漉漉，痰稀易吐，为湿痰蕴肺；咳嗽干裂声短，痰少干结，为燥邪伤肺。咳嗽连声不断，咳停吸气带吼声，为顿咳（百日咳）。咳声嘶哑，呼吸困难，是喉风，属危急证候。

呕吐徐缓，声低无力，是虚寒证；呕吐势猛，声高有力，为实热证。

呃逆，俗称打嗝。日常嗝逆，声音不高不低，无其他不适，多因咽食急促而致，不属病态。呃声高亢，短促有力，多属实热；呃声低沉，气弱无力，多属虚寒。久病出现呃逆不止，是胃气衰败的危重之象。

嗳气，古称噫气。若是饱食之后，因食滞肠胃不化而致的，可有酸腐味，声音较响；若是胃气不和或胃气虚弱引起的，则无酸腐味，声音低沉；若是情志变化而致的，则声音响亮，频频发作，嗳气后脘腹舒适，属肝气犯胃，常随情志变化而嗳气减轻或加重。

病体的气味主要是由于邪毒使人体脏腑、气血、津液产生败气，以致从体窍和排出物发出，据此可辨脏腑气血的寒热虚实及邪气所在。

日常生活与工作中，常会发现身旁有人口中发出的气味特别重，这就是通常所谓的口臭，这是由于胃热上逆，或有龋齿，咽喉、口腔溃疡，口腔不洁等引起。若口气酸臭，多因宿食不化。口气腥臭、咳吐脓血是肺痈。

病人的排泄物如痰、涕、大小便、月经、白带等，如气味酸腐秽臭，大多为实热或湿热。痰涕秽臭而黄稠，为肺中有热；大便酸臭为肠胃有热；小便臊臭混浊、白带色黄而臭，为湿热下注。凡排泄物气味微有腥臭，多属虚寒或寒湿。大便腥气而溏稀，为大肠虚寒；白带味腥而清稀，为寒湿下注。汗有腥膻气，为风湿热久蕴于皮肤，而津液蒸变所致。

嗅气味如果能与望颜色结合起来，则可以更加精确诊断。如白带腥臭味浓烈，又见色黄，则属下焦湿热无异。咳嗽声重，咯痰黄色，则可辨为肺热痰壅。一个优秀的医生，要有不嫌弃、不怕脏的思想，勇于观察病人的排泄物，以便正确诊断，对症处方用药。

◎ 问诊

问诊是了解病情的重要方法，在四诊中占有重要的地位。清代著名的医家张景岳所著《景岳全书·传忠录·十问篇》中有中医"十问歌"，基本概括了需要问诊的各个方面。

一问寒热二问汗，三问饮食四问便，

五问头身六问胸，七聋八渴俱当辨，

九问旧病十问因，病机全从证象验。

妇人尤必问经期，先后闭崩宜问遍，

再添片语告儿科，外感食积为常见。

1. 问寒热

病人寒热感觉是确定疾病的表里、寒热、虚实的依据。临床上，如果病人只觉恶寒而不感发热，称为但寒不热，多属于寒证；发热而不觉怕冷，称为但热不寒，多属于热证；既发热又怕冷，或先怕冷后发热，称为恶寒发热，多属于表证；恶寒和发热交替出现，称为寒热往来，多属于半表半里证。恶寒重、发热较轻，多属于风寒表证；恶寒轻、发热较重，多属于风热表证。通过寒热的偏重，来是判断是寒证还是热证，特别是感冒病人，恶寒与发热并见，但了解是恶寒重还是发热重，则可以辨别属风寒还是风热证型，方可以正确辨证，对证选药。目前临床上许多治疗感冒的中成药，医生往往不问寒热情况，不辨风寒风热，随便取用，不合中医规范。

病人如果每天下午 3 ~ 5 时发热，称为阳明发热，多是由胃肠燥热，大便燥结而致；下午或夜间有低热，形体消瘦，称为骨蒸潮热，多是阴虚所致。长期低热，又伴有饮食减少，精神疲乏，不想言谈，懒于动作等症状，为气虚发热。如果恶寒和发热是定时出现，则需要考虑是否患上了疟疾。

2. 问汗

人体出汗有正常与非正常两种情况。正常的出汗有调和营卫、滋润皮肤等作用，过量运动后，人体一般就会出汗，如果运动停止，则出汗停止。病理性出汗，外感内伤均可引起。当然有时一直不出汗，也属病理情况，如感

青囊

冒时，感觉怕冷，发热，头痛和周身关节酸痛，如果是无汗，则为风寒之邪闭阻肌表；有汗出则是风寒之邪外透肌表。在这里，有汗与无汗，是区分风寒表实证与风寒表虚证的关键。

关于出汗的病理状况，情况十分复杂。如果经常汗出不止，稍稍活动以后出汗更多，为自汗，多属气虚证、阳虚证；入睡则汗出，醒后汗自止，为盗汗，多属阴虚内热证、气阴两虚证。自汗与盗汗均属汗证，汗证辨证除了分白天与夜间外，还需区别出汗部位，根据不同的部位来辨别病因病机。如胸窝部出汗，多是心气虚弱或心血不足；头部出汗，多是湿热交蒸；手足心出汗，多是脾胃虚弱或脾胃湿热内阻；汗出在上半身，多属阳气虚；汗出在下半身，多属阴虚内热或是阴阳两虚；汗出在左半身或右半身，可见于中风半身不遂（无汗一侧为瘫痪肢体）。

3. 问痛位

关于疼痛，有的人敏感，有的人不敏感。相对来说，男性对于疼痛的感觉比女性更为敏感，俗称的是男人反而怕痛。疼痛是常见的临床症状，疼痛发生的部位、时间、性质以及伴发症状等，对明确十分重要，通过详细咨询，可以了解疼痛的属性，辨别阴阳、表里、寒热、虚实证候。

很多人到门诊看头痛，医生通常会咨询其疼痛的部位，若后脑痛并连及项背，属太阳经所主；痛在前额连及眉棱等处，是阳明经所主；痛在太阳穴或头部两侧，是少阳经所主；满头痛而且病人感觉头部沉重，是太阴经所主；头痛连及齿痛，是少阴经所主；头顶痛，是厥阴经所主。

头痛的性质有各种各样，有反作性头痛，也有绵绵不断一直长期疼痛，还有的如针刺般疼痛。在疼痛的部门上，有固定性的，也有游走性的。不同性质的疼痛，其病因病机完全不相同，则治疗方法也不同。如头痛时如有棉帛包裹于头部，为感受湿邪所致；头痛绵绵不止，过劳加重，为气虚所致；头部抽掣作痛，且痛如针刺，为血瘀所致；新发生的无休止的头痛，多属邪实；头痛已久，反复发作，多属正虚。若头痛遇风加重，为外感风寒所致；头痛伴有咽痛而又怕热，为外感风热所致；如眩晕伴有头部胀痛，口苦，恼怒时更甚，多是肝阳上亢；伴有恶心，不思食，头部沉重，周身无力，多是痰浊中阻;伴有精神疲乏，面色苍白，多属气血虚弱;伴有耳鸣，腰痛，遗精，多为肾精不足。如眩晕伴头部胀痛，口苦，恼怒时更甚，多是肝阳上亢；伴有恶心，不思食，头部沉重，周身无力，多是痰浊中阻；伴有精神疲乏，面色苍白，多属气血虚弱；伴有耳鸣、腰痛、遗精，多为肾精不足。

胃脘痛，为临床常见消化道疾病。问诊时应着重了解胃脘疼痛的性质、缓解的方式、伴随的症状。如胃脘疼痛绵绵不休，按压和饮热汤可以缓解，伴有呕吐清水，四肢不温，是寒痛；胃脘疼痛时作时止，冷饮可以缓解，伴有口干，小便黄，大便秘结，是热痛;胃脘疼痛在空腹时发作或加重，按压、热敷、进食可以缓解，伴有倦怠无力，是虚痛；胃脘胀痛牵引胁肋，伴有不思饮食，嗳气，吐酸水，是气滞；胃脘刺痛，痛处不移，进食后加剧，按压后更痛，伴有呕血，大便色黑，是瘀血；胃脘疼痛按压时加剧，伴有恶心呕吐，嗳气腐臭，或不思饮食，或大便秽臭，是食积所致。

痛证，是临床上一种较为棘手的病症，绝不可以见痛止痛，必须了解疼痛的病因。一般来说，疼痛呈现游走性的，即使疼痛十分厉害，但病情未必严重。而如果疼痛固定不移，并局部触及包块，则往往有占位存在，需要排除如癌症一类的疾病。晚期癌症病人，多伴有疼痛症状，痛处固定不移而痛如锥击针刺，多是血瘀经络，预后不好。

4. 饮食

饮食情况也是一个人身体状况的明显体现，对辨证与用药很有帮助，故问诊不可以忘记问饮食。若病人久病不食，一般为脾胃虚弱；病人恶闻油腻食物，为肝胆有湿热；饥饿而不欲食，多是胃阴不足；食欲过于旺盛、进食后又感饥饿，是胃火炽盛；口中有甜味，多属脾胃湿热；口苦伴有胸胁烦闷多属胆经有热；口苦伴有心烦少眠多属心火偏旺；口中有酸味，是胃中积热或肝经热盛；口中有辣味，是肺部有热；口中有咸味，是肾虚；口淡乏味，是脾胃虚弱。

5. 大小便排泄

大便的排泄与脾胃的腐熟运化、肝的疏泄等关系密切，小便的排泄与肾的气化、脾肺的转输肃降、三焦的通调关系密切，因此问二便的情况，可了解消化功能、水液代谢是否正常，也可为判断疾病寒热虚实提供依据。问二便应着重询问大小便是否顺畅，了解排泄次数和时间、排泄物性状及伴随症状。若大便艰难，多为肠燥津少；大便不成形或便溏，多为脾虚气虚。夏季湿气旺盛时，肠鸣腹泻，多为湿伤脾胃。问小便主要问小便颜色、是否通畅、尿量的多少以及伴随症状。小便短黄，伴有小腹疼痛，排尿刺痛，多是膀胱湿热；小便清长，伴有怕冷，四肢不温，腰酸膝软无力，多属肾阳不足。小便频数，排尿时有灼热感，伴有小腹疼痛，多是下焦有热；排尿时尿道灼热刺痛，且尿液点点滴滴难出，称为淋证，伴腰酸，小腹痛，为热淋；尿中夹有砂石或排尿突然中断，伴有腰腹疼痛或腰腹绞痛，为石淋；尿液暗红，或尿中夹有血丝血块，伴有腰酸，小腹痛，心烦不安，为血淋；尿道痛而感到排尿无力，常随情志变化加剧或减轻，伴有少腹胀痛或胁肋隐痛，为气淋；尿色混浊如米泔水，或夹有滑腻之物，伴有小腹胀，腰酸痛，为膏淋。小便不能自主控制，自行排出尚不自知，为小便失禁，多由肾精亏损或年老肾阳衰弱所致；睡后梦中自行排尿，称为遗尿，多由肾气不充或劳倦过度所致。

6. 月经带下

问妇女着重于问月经，其中包括初潮年龄，月经周期，行经期，月经的色、质、量，末次月经的时间，行经时有无伴随症状，绝期年龄等。如周期提前7天以上，称为月经先期。若经色紫黑，其味腥臭，伴有面赤，口渴，心中烦热，小腹阵痛，多由血热所致；经色暗红而量少，伴有头晕，胁痛，多由肝气郁结所致；经色鲜红，量多，伴有精神疲乏，面色苍白或显虚胖，多由气血虚所致。周期延后7天以上，称为经行后期，如经色淡，量少，质稀薄，伴有腰酸，腹痛，头晕，目眩，心悸，食欲不振，多由血虚所致；经色暗红或紫黑，经量少，质稠或夹块，伴有怕冷，腹痛，多由外感寒邪所致；经色紫黑，经量或多或少，经质黏稠，伴有口渴，心中烦热，大便不畅，小便灼热，小腹灼痛，多由血热所致。行经则腹痛，称为痛经，经前腹痛、经色紫黑、经质稠而夹块，多由气血凝滞而致；经后腹痛、经色淡、经量少、经质稀薄，多为气血虚弱所致。阴道大量流血，称为血崩；月经淋漓不断，称为经漏。崩漏伴少气懒言，面色苍白，四肢不温，多属气虚不摄；崩漏伴面赤唇焦，小便灼热，大便秘结，心中烦热，多属阴虚血热。

发育成熟的女子月经应来不来，或曾来而又中断，连续三个月以上未来，且非处在妊娠期或哺乳期，称为经闭，又称不月、月闭等。经闭，伴有形体消瘦，头晕腰酸，乳房萎缩，尿频量多，多由肾虚所致；伴有面色苍白或萎黄，心悸怔忡，气短懒言，食少便溏，唇舌色淡，多为血虚所致；伴有胸闷烦热，口干尿黄，头晕腰酸，多由血热而来；伴有小腹胀痛，烦躁易怒，胸胁胀满，多因瘀滞而致；伴有形寒怕冷，骨节酸痛，小腹冷痛，多从寒凝而来；伴有形体肥胖，胸脘胀闷，口腻恶心，多为痰湿所致。闭经于现在临床十分常见，多见于现代女性压力过多、肥胖病人之中。也有一些肥胖病人，本没有闭经，但因长期节食减肥，也可以导致闭经。

问带下，着重问色、质、量和气味。带下量多色白，清稀如涕，多属脾虚湿盛；带下色黄，黏稠秽臭，外阴瘙痒疼痛，多属湿热下注；带下色赤，淋漓不断，稍有臭味，多属肝经郁热；带下色灰暗，量多质稀，腰腹酸冷，多属肾阳虚衰。

在女性的问诊方面，月经是否正常、是否结婚，对于诊断一些腹部疼痛等疾病十分重要。临床上经常遇到有些腹痛女性患者，因隐瞒病史，而忽略从妇科上考虑病情，从而延误治疗。

　　总之，在四诊中，问诊最为重要，因此必须详细、全面当病人还在叙述病情时，就自以为摸准了病情，草率地处方，这既不对病人负责，从医德讲是相悖的。问诊不可以用诱导性语言为主，首先要听病人主诉。当然，临床上有一些病人，会反复诉述一些无疾病无关的事情，甚至是一些家务事情，则需要适当地引导到疾病本身上来，否则是浪费时间。

⊙ 切诊

　　切诊即脉诊，常人说的"搭脉""切脉"。切脉并不神奇，一定不要将之神化，它仅仅是"四诊"之一，而且古人并没有把它放在首位。单靠切脉就能正确诊断，很少人能达到如此境界，多半也有玄虚的成分在里面。

　　古时切诊十分讲究，认为"平旦之时"（天刚亮时）切诊为宜，因此时人未运动，气血平和，能真实反映病情。现在平旦时切诊不现实，但中医还是讲究切诊前勿运动、喝酒。

　　切诊时医者的三个手指分别了解"寸、关、尺"三部的变化，病人左手寸、关、尺分别反映心、肝、肾变化，右手寸、关、尺反映肺、脾、命门（通常理解为肾阳）的变化。

　　分辨脉象，主要是从脉搏跳动的强弱、频率、部位、形状等方面来做判断的。正常人脉象，又称平脉，常脉。常脉为三部有脉，一息四至（每分钟脉搏 70 ～ 80 次），不浮不沉，不大不小，节律均匀，从容和缓，流利有力，尺脉沉取不绝。称为有胃，神，根。其中有胃，就是有胃气，脉搏表现和缓，从容，流利；有神，是指脉搏应指有力柔和，节律整齐；有根，主要表现为尺脉沉取不绝。

　　常见病脉有浮脉、沉脉、迟脉、数脉、虚脉、实脉、滑脉、洪脉、细脉、弦脉等。晋·王叔和《脉经》将脉象总结为二十四种，元·滑寿《诊家枢要》

发展为三十种脉象，明·李时珍《濒湖脉学》定为二十七脉，明·李士材《诊家正眼》再增入疾脉，合二十八种脉象，后世多沿用二十八脉，而临床常见的脉象仅十多种。

《脉象口诀歌》：脉理今，用心细，三法四中要熟记。人脉难，需勤理，察形辨象非容易，浮沉迟数力为中，扩充各脉真消息，此理需明未诊前，免之新医，吃脉记，经为一贯用心机，指下回声诊妙记。

浮脉：轻寻有，按无有，浮脉漂然肉上游，水帆木浮未定向，浮脉中间仔细究，有力恶风见表实，无神无力指虚浮，浮脉里，有七瓣（浮紧、浮缓、浮滑、浮数、浮迟、浮虚、浮洪），其中理性要经验。

洪脉：洪脉满指波涛似，来时力状去自然。脉洪阳盛虽夏旺，非是火盛治安凡。

实脉：实毕毕，更属长，举按充实力最强，新病逢时是火盛，久病逢时或气痛。

长脉：长脉直过本位前，迢迢自弱类长杆，心肾身强气本状，实脉相联似剑长。

短脉：短脉象，形似龟，藏头露尾脉中筋，寸尺可凭关不诊，涩微动结似相随，主病逢之为难治，概似真元气多亏。

芤脉：两边实，中间空，芤形脉似软如葱，寸阳见芤血上溢，芤现迟脉下流红，芤形浮细须轻诊，睡眠浮脉像得诊，气血伤耗精神损，自汗阳虚骨蒸深。

散脉：散脉形浮无沉候，如寻至数拘不定，满指散乱似扬先，按之分散难归整，产是生早胎为堕，久病脉散必丧命。

沉脉：沉脉壮，重迎指，如石投水往下沉，按之无力真元弱，有力为痛滞气侵，中寒其脉均沉类，沉紧、沉滑、沉弦、沉细、沉数、沉迟、沉微，数头机关勿误人。

微脉：细微小，至如弦，沉而极细最不断，春夏少年均不宜，春冬老弱确为善。

伏脉：沉之深，伏脉游，下指推筋靠骨求，真气不行症瘕结，脉丧泻之不出头。

弱脉：沉细软绵似弱脉，轻寻无板重采知，元气耗损精血虚，少年可虑白头矣。

虚脉：虚脉举指迟大软，按之无力又空洞，精神气血都伤损，病因虚法，汗多中。

牢脉：沉而伏，力很强，牢形实大和弦长，劳伤微疾真精损，气喘腹疝，七情伤。

革脉：革脉肢体自浮急，象诊真似按鼓皮，女人半产并崩漏，男子血虚或"梦遗"。

迟脉：寻肉内，至来三，来往极慢微迟脉，浮迟表寒是表证，沉迟里冷必定见。缓、结、代、涩居迟类，不究详细莫轻谈。

缓脉：脉缓四至通不偏，和风杨柳袅自然，欲从脉里求神气，只在从容和缓间，缓迟气血皆伤损，和缓从容为气安。

结脉：脉缓一指复又来，结脉肢体记在怀，悲虑积中成郁结，五苑交攻为痞灾。（五苑：气、血、痰、饮、食）

代脉：缓之不能随手知，良久方来是代脉，代是气衰凶且甚，妊娠奉同生机存。

涩脉：脉道涩，难疏通，细迟短散何成形，来往湿滞似刮竹，病蚕食叶慢又难，思虑交愁里积久，不但损血又伤精。

数脉：来往速，数脉形，一息六至仔细凭，数脉属阳热可知，只把虚实火来医，实要凉泻虚温补，肺病秋深却畏之。急、紧、弦、滑、动、促都从数脉安排定。

疾脉：快过数者脉名疾，载阳又可阳凶升。

紧脉：数又弦疾和成紧，举如转索切绳形。浮紧表寒身体痛，沉紧逢见腹疼痛。

弦脉：举迎手，按不转，弦长端直若丝弦，受病轻重如何认，指在弦上软硬看。

滑脉：滑脉如珠滚滚来，往来流利却还前，停食痰气胸中瘀，妇女滑缓定是胎。

在切诊时，还要注意排除影响脉象的因素，以避免误断。如从年龄看，脉象小儿多快于成人，年龄越小，脉搏越快；青壮年体多强健，脉多有力；老年人体衰弱，脉来缓迟；成年女性较成年男性脉象濡弱而略快；瘦人脉多稍浮；胖人脉象多沉伏。另外，当长途旅行、重体力劳动、剧烈运动，或饮酒、饱食、情绪激动时，脉多快而有力；饥饿时，脉较弱。

气候对脉象也有影响，如春天的脉象微弦（春弦），夏季的脉象微洪（夏洪），秋季的脉象微浮（秋毛）、冬季的脉象微沉（冬石）。

还有特殊的脉搏，如反关脉，寸口部位摸不到，而见于腕关节的背侧；斜飞脉，脉从尺部斜向虎口，都因桡动脉位置异常所致，不属病脉。

辨识病脉时，要注意下述几个问题：

一是脉诊时单一脉象较少见，多为几种脉象如"浮数""沉迟""沉细弦"，"沉细迟涩"等混合并见。这些兼见脉象，必须结合其他诊察资料，才能对病证的表里、寒热、虚实以及病势的盛衰作出判断。

二是当脉象与证候不相符合时，可考虑"舍脉从证"，即舍去脉的假象而以真实的证候为诊断依据）或"舍证从脉"，即舍去证候的假象反映而以真实的脉象作为诊断依据。例如，心腹急痛，脉见沉伏（见于疼痛性休克时），当舍脉从证；胃腹胀满，脉象微弱（因脾不健运而有虚胀），当舍证从脉。一般情况下，应是脉证相符；在特殊情况下，则须全面考虑，去伪存真。

三是诊断不能单靠切脉，而须望、闻、问、切四诊合参。切不可不问病情，单凭切脉就主观臆断。

四是不能机械地、一成不变地对待两手寸、关、尺（共六部）分主脏腑的规定，而应全面地从脉象主病出发，参考其他三诊，对病症作出正确的诊断。

中医治证不治病

有时候，熟悉的朋友生了病，如咳嗽或胃痛，会直接打电话来，要求给他开一张处方；也有一些人自己不过来，只是叫家人带来确诊的一些检查单子或以前病历过来，也要求开处方。他们认为，只要知道什么病了，医生就可以开药了。而这对于中医来说，却万万不行的。也有时候，病人会发现，怎么两个相同的病，开出的处方不一样；而不同的病，开出的处方却有十分相似之处，这是何故呢？这是因为中医所治疗的不是"病"的本身，而是病人所反映的"证"。

证，又称证候，这是中医学特有的一个概念，也是中医学认识和治疗疾病的核心。它的本质是疾病处于某一阶段的各种临床表现的综合分析和归纳，是对致病因素、病变部位、疾病的性质和发展趋势，以及机体的抗病反应能力等所作的病理概括。它标志着机体对病因的整体反应状态，抗病、调控的反应状态。如泄泻一病，现代医学首先要明确诊断，确定是急性肠炎还是慢性肠炎，甚至更具体部位的炎症，从肠炎而治，治的是病。而中医治疗，虽也以止泻为目的，但在方法与手段上，必须寻找其根本原因，辨别证型，然后针对证型而治，治的是证。也就是不是前面提到的"头痛医头，脚痛医脚"，很可能是"头痛医脚，脚痛医痛"。经常认为中医是治本的，西医是治标的。中医治本，治的就是证，是全身的一种病理状态。

证的概念包含了病位、病因、病机等元素，如"脾阳虚证"，其病位在脾，病因是寒邪为害，病性为寒，病势属虚。这样，病位之脾，病因病性之寒，病势之虚，有机地组合在一起，就构成了"脾阳虚证"。证是由一系列症状组成的，但它不是若干症状的简单相加，而是透过现象抓住了具有本质意义的辨证指标（症状），弄清其内在联系，从而揭示疾病的本质。

说到证，一定要与症区别开来，在中医上两者是绝对不可混用的。证比症更全面、更深刻、更正确地揭示了疾病的本质，所以症与证的概念不同。初学中医者，如果分不清证与症的区别，则很难进行论治，正确处方用药。

通常认为，中医的核心与精华就是整体观念与辨证论治。在治病上的整体观念上，就是将把疾病放在整个人体身上，一个部位的症状，表明整个机体出现了问题，如某个部位出现疼痛，不是仅仅以止痛为治疗，而必须根据疼痛的性质、部位、持续时间及伴随症状，进行全面分析，归纳为某个证型，然后予以治疗。所以，中医的止痛处方并非以止痛药物为主，而是根据其证型如气滞血瘀、痰瘀交阻还是气虚血亏进行对证处方。笔者临床治疗各种头痛患者，几乎不用止痛药物，而是根据其证型进行治疗，使用一些补益气血、滋补肝肾等药物，即可以达到止痛的作用。

中医的另一核心思想"辨证论治"，其辨证，就是在整体观念的指导下，将望、闻、问、切所收集的资料、症状、体征，通过分析、综合，判断为某种证。论治，就是确定相应的治疗方法。

在辨证论治思想的指导下，往往同一疾病，因证候不同，其治疗方法就不同，这也就是所谓的"同病异治"。如感冒一病，风、暑、湿、燥、寒皆可致病，然就时间而言，冬易伤寒，春易伤风，夏易伤暑，长夏易伤湿，秋易伤燥，暑又有暑热、暑湿之别，燥亦有温燥、凉燥之分；就地域而言，北方高山易伤寒，山谷盆地常多湿，南方平地最多热，西北高陵燥气盛；就体质而言，阳虚之体耐夏不耐冬，易伤风寒而不易犯燥热，阴虚之体耐冬不耐夏，易犯燥热而不易伤寒。因此，同是感冒，针对病因，治疗的方法就截然不同。

目前市场上感冒的中成药种类繁多，但在选取哪一种感冒服用，普通患者由于不了解自己感冒的证型，更不懂那么多的感冒药适合什么样的证型，而是随便购买后服用，大多效果不理想。如果懂得中医辨证，又能掌握不同感冒药的用途，则会大大提高临床疗效。

感冒分风寒、风热、表里相兼、风邪夹湿等不同证型。如风寒感冒，主要表现为发烧怕冷、头痛、咽喉发痒、周身不适、咳嗽多稀白痰、鼻塞或流清涕、无汗、舌苔薄白、脉浮紧或浮缓等。应选用荆防败毒散、通宣理肺丸、麻黄止嗽丸、小儿四症丸和参苏理肺丸。忌用桑菊感冒片、银翘解毒片、羚翘解毒片、复方感冒片等。

风热感冒，症状主要为恶寒轻、发热重、头胀痛、咽喉肿痛、口微渴、少汗出、咳嗽吐黄痰、舌苔薄白或微黄、舌尖红赤、脉浮数等。应选用桑菊感冒片、银翘解毒片、羚翘解毒片、维 C 银翘片、复方感冒灵片等。忌用羌活丸、理肺丸、参苏丸、通宣丸等。

风寒和风热混合型感冒，症状主要为高热、恶寒、头痛眩晕、四肢酸痛、咽喉肿痛、大便干燥、小便发黄、舌苔薄黄、舌头红赤。应选用具有表里双解、解表治理功效的防风通圣丸(散)、重感灵片、重感片等。不宜单用银翘解毒片、强力银翘片、桑菊感冒片或牛黄解毒片等，因疗效欠佳。若属流行性感冒可服用复方大青叶冲剂、感冒冲剂等。

胃肠型感冒，属于风寒夹湿证，症状主要为恶寒发烧、热度不高、恶心呕吐、腹痛泻下，或头重头痛、无汗，或四肢倦怠、苔白、脉浮等。应选用藿香正气水、午时茶、香薷散等。胃肠型感冒者不能选用保和丸、山楂丸、香砂养胃丸等。

前文所述，不同的疾病怎么处方相同？这就是"异病同治"。在这是因为在疾病的发展过程中，由于出现了相同的病机，因而采用同一方法治疗的法则。可见中医治病的法则，不是着眼于病的异同，而是着眼于病机的区别。异病可以同治，既不决定于病因，也不决定于病证，关键在于辨识不同疾病有无共同的病机。病机相同，才可采用相同的治法。如六味地黄丸具有滋补肝肾的作用，适用于肝肾阴虚证。因此临床上更年期综合征、高血压病、干燥综合征、糖尿病、男性不育、失眠、抑郁症均可表现为肝肾阴虚证，都常以六味地黄丸为主药治疗。以上八种不同的疾病，由于证型相同，则方剂选用相同。所以说，中医在治疗上看中的是证而不是病。

中医治病"八法"

青囊

西医治病经常能听到的是抗菌、消炎、止痛、消栓、解热、抗癌等，针对的是现代医学意义上的病因如细菌、病毒、炎性反应、血栓、发热、癌细胞等。而中医看病，由于主要针对的是病证治疗，所以治疗途径与西医完全不一样。即使也有一些对症治疗的方法，如使用一些单验方、小秘方，但只能作为辨证施治的补充。

根据病症的种类，那么到底有哪些治疗方法呢？清代程钟玲在其《医学心悟》中说：论病之源，以内伤外感四字括之……治病之方，汗、和、下、消、吐、清、温、补八法尽之。这就是中医常说的八法，它基础概括中医针对病证治疗的所有治疗方法。

◎ 汗法

汗法，亦称解表法，通过开泄腠理，促进发汗，使表邪随汗而解的治法。这是外感病初期有表证必用之法，所谓"邪在皮毛，汗儿发之""体若燔炭，汗出而散。"现主要适用于感冒初期患者，使用汗法，使病邪从汗而解。感冒后使用发汗的方法有多种，最简单的适当运动，使微微出汗；服用生姜红糖热水，也能使微微出汗。现也有感冒后推荐使用汗蒸的方法，这必须要小心，只适用于体壮之人。如感冒属于伤寒表实证无汗症，代表方剂有麻黄汤（麻黄、桂枝、杏仁、甘草）。

⊙ 下法

下法，也称攻法。把体内邪气通过逐水、泻下、逐瘀等方法而去之。最常用的如通大便、利小便，使病邪从大便和小便而出。如病人高热不退，无论是否伴有大便秘结，都可以通大便的作用，使里热之邪而退，此法可以退烧，代表方剂有大承气汤（大黄、枳实、厚朴、芒硝）。现代医学治疗小儿高烧不退，常用灌肠方法，可以起到快速退烧的作用。如治疗水肿、腹水、胸水，则多用峻下逐水之品治疗，代表方有十枣汤（芫花、大戟、甘遂、大枣）；治疗体内有瘀毒交阻而见肿块、疼痛等，则多用活血逐瘀之药治疗，代表方有桃红四物汤（当归、熟地、川芎、白芍、桃仁、红花），以上均属下法。下法，由于用药大多峻猛，易伤正气，故一般多急用，中病即止，不可长期使用。历代大多有这样的倾向，闻补则喜，闻下则忧，其实攻下祛邪，有故无损。

⊙ 温法

温法是针对寒证的一种治疗方法。"阴盛则寒，阳虚亦寒"，形寒饮冷为伤寒；寒邪入脏，名曰中寒，而阳虚生寒，则为虚寒。温法一般所指为温里法，散表寒之辛温解表药不属温法。温法有祛除寒邪、温补阳气、温通经络的作用，适用于外寒入里，深入脏腑经络，或阳气不足，寒从内生的里寒证。证见精神不振，形寒肢冷，口淡不渴，喜热饮，小便清长，舌质淡苔白，脉迟；或腹部冷痛，呕吐，腹泻，或水肿，小便不利，或手足厥逆，脉微细欲绝，或肢体冷痛等。根据里寒证所在的脏腑经络的部位和病情轻重缓急的不同，温里法又有温中祛寒、回阳救逆、温经散寒和温阳利水等治法。里寒轻，则用温散之法，药用党参、黄芪、白术、甘等平和之温；里寒甚，则用附子、干姜、肉桂燥热之品。

◎ 清法

"热则清之"。清法是针对外感热病的常用方法，使热邪清而散之。热病有表热、里热、实热、实火、郁热、郁火等，而"阴虚则热，烦劳则张"则为虚热。清法主要适用于实热，而虚火当用温补。实热证的主要临床表现为发热，口渴，面红目赤，烦躁不宁，小便短赤，大便干燥，舌红苔黄而干燥，脉数等症状。清法又分为清热解毒、清营凉血、清热解毒、清热祛暑、清心里水、清肝逐湿、清肺化痰等。清法常与解表、泻下、化痰、利湿、养阴、开窍、息风等法配合使用。如表邪未解，里热已盛，宜配合解表法，代表方剂有九味羌活汤；上焦热盛，热结胃肠，宜配合泻下法，代表方有凉膈散；痰热互结，宜配合化痰法，代表方有小陷胸汤；湿热内盛，宜配合利湿法，方如茵陈蒿汤；热伤阴液，宜配合养阴法，方如玉女煎；热扰心神而神昏，宜配合开窍法，代表方有安宫牛黄丸；热盛动风而抽搐，宜配合息风法，代表方有羚角钩藤汤。

◎ 消法

消法即消散之意，适用于体内有壅滞病邪，如食积、痰核、积聚、癥瘕，通过消食导滞、行气活血、化痰利水等方法使有形之邪逐渐消散的方法。《素问·至真要大论》之"结者散之""坚者削之"，即指消法而言。现消法常用于治疗肿瘤病证。消法也分急消与缓消的不同，对于病势急迫，形症俱实的必须急消，当配合下法；而病程迁延日久，病邪聚而不散，日益牢坚，则用缓消之法。使用消法当兼顾患者的体质强弱，或先消后补、或先补后消、或消补兼施。消法有时也时也为其他方法的佐法，如外感热病夹食或夹痰或夹瘀或夹水，必佐以消法，乃得其平。

◎ 补法

补法，又称补益、补养、补虚。《素问·至真要大论》曰："虚者补之""损者益之"。《素问·阴阳应象大论》曰："形不足者，温之以气；精不足者，补之以味。"如人体气血阴阳不足，呈衰弱状态，则需用补法。虚证有气虚、血虚、阴虚、阳虚之不同，补法相应分为补气、补血、补阴、补阳四类。根据虚证的程度不一，补法又分平补、平补法、调补法、清补法、温补法、峻补法、平补法。平补法主要适用于一般的体质虚弱、无病以及病后气、血虚损患者的进补。补气可选四君子汤、补中益气汤，补血选四物汤，气血双补选八珍汤等。调补法适用于全身功能衰减的高龄老人和久病之人，或脾胃过于虚弱，消化功能较差的人，往往会出现"虚不受补"的情况，对这些患者忌蛮补，而宜采用调补法。药物不宜选用滋腻、壅滞、阴寒、破利、大辛大热之品，以防损伤脾胃和气血。处方用参苓白术丸，药用参、苓、术、草、扁豆、苡仁、山药、芡实、莲米等。清补法适用于阴虚体质、病后邪热未清以及夏季、秋季的进补。常用药物可选择西洋参、沙参、麦冬、生地、白芍、枸杞子、百合、玉竹、黄精、太子参、莲子、山药等滋阴清热或药性平和之品，即所谓"清滋法"。温补法主要适用于阳虚之人以及冬季的进补，可选附子、干姜、肉桂以及杜仲、胡桃肉、羊肉等。峻补法适用于极度虚衰、病情垂危的患者，多见于心力衰竭、心肌梗死、产后、大失血后、极度劳累或大汗亡阳等。可选独参汤、参附汤（人参、附子），阴虚者可用生脉散（人参、麦冬、五味子）加味。

⊙ 和法

和法，又称和解之法，意在缓和、疏解。适用于表里寒热虚实的复杂证候以及脏腑阴阳气血的偏盛偏衰，归于平复。此法一般药物上寒热并用，表里双解，辛开苦降，补泻兼施，调和气血，皆谓和解。如伤寒邪在半表半里，汗、吐、下三法，俱不能用，则须用和法，则用小柴胡汤。若有表者，和而兼汗，有里者，则和而兼下。如肝气犯脾和肝郁脾虚，症见胸胁胀满，胁肋疼痛，腹痛腹胀，肠鸣腹泻，神疲食少，妇女月经不调，乳房作胀，脉弦等，治拟疏肝调脾，方剂用柴胡疏肝饮，药用柴胡、枳实、芍药、当归、陈皮、白术等。如邪犯肠胃、寒热夹杂之肠胃不和证，症见脘腹痞满，恶心呕吐，肠鸣腹泻或腹痛，舌苔薄黄而腻，脉弦数，治拟辛开苦降，寒热并用，调和肠胃，代表方如半夏泻心汤，药用半夏、黄芩、黄连、干姜、党参、甘草等，

⊙ 吐法

吐法，又称催吐法。古代主要用治危病症，通过催吐使停蓄在咽喉、胸膈、胃脘间的痰涎、宿食、毒物等从口而出，适用于误食毒物尚留胃中等病情急迫，以及喉中痰涎壅盛、呼吸困难，宿食停积胃脘等病证。常用药物如瓜蒂、藜芦、食盐等药，代表方剂如瓜蒂散、盐汤探吐方。金元医家朱丹溪曾治妊娠转孚尿闭，用补中益气汤探吐，张子和用双解散探吐。

中医治病八法，适合于表里寒热虚实不同的证候。但在具体的运用上，病邪致病极为复杂，常有兼证存在，需要数法并用。而在数法并用时，又需分清主次轻重。所以治病虽分八法，但实际应用时要正确辨证，灵活用法。每法之中，又有轻重缓急，"一法之中，八法备焉，八法之中，百法备焉"。

（余新　南京中医药大学）

中医为什么总说你"脾虚"？

——说说与脾有关的那些事儿

武建设

十个胖子九个虚

最近，大家总能在网上看到一些有关"过劳死"的新闻报道，事实上，"过劳死"在生活中还是比较少见的，更多见的问题是"过劳肥"——就是越累越胖、越忙越肥。为什么会如此？就是因为过劳伤的首先是脾，脾气虚了，代谢能力下降，能量过多地存留在体内，人就变肥胖了。这种胖子肯定是脂肪多，肌肉少。"十个胖子九个虚"，这里的"虚"指的就是脾虚。

对此，金元时期的名医李东垣在他的《脾胃论》中早就清楚地提到了："胃中元气盛，则能食而不伤，过时而不饥。脾胃俱旺，则能食而肥；脾胃俱虚，则不能食而瘦。或少食而肥，虽肥而四肢不举，盖脾实而邪气盛也。又有善食而瘦者，胃伏火邪于气分，则能食，脾虚则肌肉消瘦，即食亦也。叔和云：

多食亦肌虚，此之谓也。"

这段文字里包含了几种状态和体形：首先是"能吃且胖型"。这种胖，很明显是吃出来的，是胖而不是肥，而且常见于年纪轻，正处于发育期，胃口特好的人。他们的胖是比较结实的，主因就是饮食过量。这应该不能算病，只需要控制食欲，加强运动就可以了。

其次是能吃却瘦型，或者是虽然吃得少，人却很胖。这两种情况显然都是病态。

先说"能吃却瘦型"，这种人怎么吃都不胖，通俗地讲，就是吸收功能不好，"酒肉穿肠过"了，这就是脾气虚的问题。我见过一个很秀气的女孩子，特别能吃，而且特别喜欢吃肉，牛排一次能吃两客，但是，到了晚上肯定一次性腹泻光，所以她放开了吃也不会有长胖的风险，她身边的女孩子都羡慕她的这个"优点"。

其实，这种"优点"早晚要变成缺点的，因为脾气虚不可能仅仅是因为身体不吸收，肯定还有不能代谢或者代谢能力减弱的问题。只不过前面提到的这个女孩年纪轻，代谢问题因为年轻和生命力旺盛而暂时不明显。到40岁以后，整体的代谢能力下降，脾气虚导致的代谢功能下降的问题就会加重，那个时候的她，很可能就成了一个大胖子。即便成为胖子，她仍旧还会有腹泻的问题。

再说，还有一种是李东垣说的"少食而肥型"，就是我们说的"喝凉水都长肉"的那种人。这是典型的脾气虚，也很可能是那个吃两客牛排而不胖的女孩子的未来。这种人除了"少食而肥"之外，还有一个特点就是肌肉无力。所谓"肥而四肢不举"，就是虽然胖，但不是肌肉多，而是脂肪多，所以运动起来仍旧无力，他们的脾虚和肥胖都是过劳所致。这种过劳主要是因为心力交瘁，是思虑过劳。中医五行中，火生土，而火对应的是心，土对应的是脾。心被消耗太过，自然无力生土，脾气随之虚弱。这也是为什么过去的文人、现在的知识分子多给人"手无缚鸡之力"的脾虚印象，他们的脾虚就是因为用脑过度，心思太重，所谓"劳心"所致。

脾气虚，代谢能力弱，那么脂肪之类本应消耗出去的"脏东西"，却长期停留身体里，李东垣称其为"邪气盛"。这种停留在人体内的"脏东西"，中医叫"痰湿"，所以吃得少却也胖的人，一般体内都有痰湿，需要通过补脾祛除痰湿的办法来减肥。

这种脾气虚导致的"过劳肥"，是当今最常见的。在忙碌的情况下，一般人是无暇管住自己嘴的，抓到什么吃什么，凑合填饱肚子而已，自然不能斟酌饮食的热量，也顾不上节制，这就加重了肥胖的程度。有的人虽然不胖，但体检时却发现得了脂肪肝，大家开玩笑说他仅有的脂肪还长在了肝上。这种情况在经常熬夜和值夜班的人身上更多见，即便他们没有吃夜宵的习惯，即便吃的夜宵热量很低，但仍旧难免会发胖或者得脂肪肝。

按照中医"子午流注"的理论，是因为他们在肝经值守的"丑时"，也就是夜里的 1~3 点，没有让肝脏休息，导致了这种代谢紊乱。事实上，这种违背正常作息的生活方式，更是对脾气的消耗。

"过劳肥"的人，减肥总是不成功，因为"脾气虚"这个问题根本不可能通过单纯的节食、腹泻来改善。节食和腹泻甚至还会加重脾气虚的症状，所以他们的减肥总是刚开始有效，很快效果就不明显了，或者体重很容易又反弹回来。毕竟我们要消除脾气虚这一导致过劳肥的根本原因，不是一朝一夕的事儿。

还有一种与前面那个可以大吃牛排，但仍旧很瘦的女孩子不同的人是"能吃且瘦型"，类似于糖尿病、甲状腺功能亢进症（简称"甲亢"），是虚性亢奋的结果，对此，中医归结为"胃火盛"。这种人不仅总是饿，还很容易渴，他们的瘦比起大吃牛排的女孩子来说，要明显地呈现出病态，人会显得很憔悴，皮肤也缺少水分，是需要马上治疗的。

谁愿做个黄脸婆

我们常说一个人只要嘴壮、胃口好，就说明他脾气不虚。这种情况下，即便得了重病，即便上了年纪，他的寿命也有保证。

举个例子，两个人虽然患同样的疾病，但一个能自己吃饭，一个靠输液、打点滴，他们的结局会有天壤之别。能吃饭的，身体肯定恢复得好；靠输液的，即便营养补充得很及时、很全面，但也难逃病情恶化的命运。为什么？胃口好不是单纯地保证了营养的摄入，更重要的是，胃口好是脾气不虚的一个标志！至少说明这个人有不错的抵抗力，有不错的脏腑功能。如果失去了这些，即便你营养补充得再充分，身体也没有能力吸收营养，所以会最终不治。

因为中医里的脾气指的不只是简单的消化系统，还包括了免疫系统、造血系统等，是多系统的一个功能组合。脾气强健，就意味着这些系统都在正常地行使功能，健康自然有了保证。

中国人评价一个女人年老色衰时，喜欢用"黄脸婆"做比喻，而女人衰老的典型表现也是从面色变得萎黄，没有光泽开始。那为什么会是"黄脸婆"而不是"白脸婆"呢？这还是和脾气有关。

中医的五行学说将五脏分别对应不同的颜色，脾为黄，肾为黑，心为红，肺为白，肝为青。在面色上，我们最常见的病色是黄色和黑色，但从健康向疾病演变的过程中，黄色是个"分水岭"，黑色往往已经不治。

大家可能看过张艺谋拍的《山楂树之恋》，其中的男主角最后因为血液病而病危，躺在床上，气若游丝，面色是那种瘆人的黑，这是很符合医理的。黑色是五色中颜色最深的，中医讲，黑是肾对应的颜色，只有肾虚到极致时，人的面色才会显现出黑色。一旦出现黑色，就像《黄帝内经》评价的一样："五色精微象见矣，其寿不久也。"

有报道说，经常吃泻药，比如大黄、决明子之类的人，其大肠黏膜会变成黑色，这在医学上被称为"黑肠病"，很多人看到这些照片后再也不敢吃泻药了。事实上，任何一个器官，只要你长期、过度地使用，颜色都会加深，肠黏膜变黑就是因为过度排便导致的。再比如皮肤的"过度使用"，就是指每天风吹日晒，总是在户外劳作的人，皮肤肯定比经常待在办公室的人要黯淡、粗糙，这就是过度使用的结果。

从西医学角度讲，细胞的氧化就是人变老的主因。我们平时削完苹果后没有马上吃掉，苹果就要生"锈"，这就是被氧化了。当人体的任何一个组织器官因为过度使用，比如人为地腹泻，再比如吸烟，过度地用烟碱刺激呼吸道和肺，就会加快细胞的氧化，那里的黏膜、组织的颜色也会随之变深，病变由此而生。其实病变就是细胞氧化产物堆积的结果。

和白里透红的健康肤色相比，黄色的面色就是变深了之后的肤色，也就是细胞被氧化的结果，所以中国人形容病态时有很多类似的成语——"面色蜡黄""面如土色""面黄肌瘦"，其中都包含了"黄"。这种比白色深、比黑色浅的颜色，其实是在提示你，身体已经处于消耗状态，如果再过度使用就要变生疾病了。

所以，"黄脸婆"的称谓不仅是一种审美警示，更是一种健康提醒，它在提示你，你已经开始脾气虚了，如果不加以控制，很难说不会发展到"黑脸婆"，甚至是肾气虚等更严重的程度。

"北风头痛"为哪般

笔者在门诊上经常碰到一些顽固性头痛或者偏头痛的病例，多数情况下都从疏肝理气、活血通络之法入手，均可获得满意疗效。但有一个患者例外，话说四年前的冬天，来自西伯利亚的凛冽的北风如刀割一样呼啸着，某公司老总亲自带其母亲前来就诊，说其妈妈得了一个怪病。

落座后，老太太痛苦地抱着头，头痛难忍，不想讲话。问其疼痛时间，答曰就这几日。再问其他，没有多少异样。老总补充说，他妈妈的头痛跟别人不一样，就是三十多年来，每年冬天都会发作，而且只在吹北风时头痛，其他季节或者东西南风都没有关系。他曾带着母亲看过不少大医院和大专家，做过无数次的检查，都没有异常发现。吃过无数的中药、西药"光蝎子、蜈蚣都不知道吃了多少"，做过无数的针灸、理疗等，均效果不明显。

这让笔者陷入了深思，反复思考该患者头痛的唯一规律"北风起则头痛作，北风止则头痛止"。难道北风刮起来的时候，会有不一样的东西？风的来源固然不同，但风的性质应该没有不同。学中医基础理论的时候，提到"风为百病之长"，容易侵袭阳位，但没有关于不同"风向"的讨论。看来不能囿于风向的问题，应该是有某种特殊的病因吧？

等患者头痛程度略有减轻，情绪稳定下来后，再详细问她，是不是三十多年前有什么事情引起头痛啊？

一问到这里，老太颇为激动，指着她当老总的儿子说，就是这个孽障引起的啊！老总说，妈，三十多年前我才出生哩，我怎么招着您啦？！

老太说，三十多年前，当时家里条件很苦，生你的时候，你爸爸不在家，就我一个人在家里，肚子疼得死去活来，邻居听到叫声，赶过来，找来接生婆，好不容易才把你生出来！当时就是冬天，刮着北风，可怜我一个人带娃，靠着床的窗子破了都没人收拾，月子都没坐成，从此落下了这个毛病！

哦，我恍然大悟，对老太太说，阿姨，您不要激动，您的病根找到了，您这就是"脾虚"引起的毛病！

很多西医觉得，病人怎么"莫名其妙"就被中医治好了？其实从中医师的角度来看，这样的理论和治疗效果一点也不奇怪，反而是很有道理的。例如很多妇女常常会有白带的困扰，尤其是吃了一些寒性的蔬果后，透明的白带会更加明显，但是给妇产科医师检查之后，并没有发现有发炎的现象，此时给予健脾利湿的中药，常能有很好的疗效。其他如小儿的食欲不振，接受化疗的癌症病人，大人的功能性腹泻，一些不明原因的肌肉萎缩或肌肉无力的患者，运用健脾的理论，常能大有斩获。

"脾"为后天之本原

中医与西医中都有"脾"的概念，但两种医学中对脾的作用与内在属性的界定有着本质区别，不可以混为一谈。中医认为，脾主运化升清，食物的吸收与运化都与脾胃有关，因此说脾胃是后天之本，也是气血生化之源。腹泻病机均与脾胃相关。中医的观念脾主少腹，小肠之所以能代谢消化食物，就是靠脾脏提供很多高品质的体液，同时心脏供给热能自血脉进入小肠，有了热能与津液的配合，才可完成体内的消化功能。中医认为，脾为主水谷运化之脏，即能消化，所以应包含胰脏在内。又说脾统血，故能免疫。西医的脾是人体最大的淋巴结，属于免疫系统。而胰脏是大消化腺，西医却认为无用，因为西方人以肉食为主而少食五谷。

中医界一直对将"spleen"翻译成脾颇有微词，认为是一种极为错误的翻译方式，但由于沿用多年已经成为习惯，所以没有予以更改。在解剖上，中医的脾没有具体的位置，一般认为是抽象化的脏器，而西医脾位于左季肋区，胃左侧与膈之间，相当左侧第 9 ~ 11 肋的深面，其长轴与第 10 肋方向基本一致。

中医脾的解剖位置以及形态等在中医的发展中也一直存在着争议。

《黄帝内经》说："脾与胃以膜相连耳。"

《难经·四十二难》中即有"脾重二斤三两，扁广三寸，长五寸，有散膏半斤"的记载。据研究，散膏半斤与现代解剖胰腺的重量极为接近，而胰腺的形态似散膏。

《脾胃论》说："脾长一尺掩太仓。"换算上今制与胰脾总长接近。

还有描述脾像"马蹄"的，也有说形如"镰刀"。

不可否认的是，中医的解剖还是比较粗浅的，这主要由于当时的科技条件不可能对解剖做出细致的描述，更不可能到细胞分子水平，这粗浅的解剖对于解释复杂精致的生命现象是远远不够的，也正因为如此，我们的祖先充分发挥了聪明智慧，另辟蹊径来研究生命现象，从而形成了中医独有的"藏象学说"，无论关于脾的形态、重量、位置乃至色泽有什么争议，脾"主运化，主统血，主身之肌肉，开窍于口，为后天之本"等理论却一直未曾改变过，并且一直有效地在指导着中医临床。

下面我们来了解一下颇受争议的脾的功能。

类别：五脏之一。

位置：腹中，膈下，与胃以膜相连。

长相：像马蹄，如镰刀（西医脾形似马蹄，而胰像镰刀，有医家推测中医脾涵盖西医脾胰）。

职位：后勤部长。

五行：属土。

阴阳：阴藏，阴中之至阴。

经络：足太阴脾经。

职责：主运化，主统血。

《黄帝内经》称脾胃为"仓廪之官"，《礼记·月令》曰："谷藏曰仓，米藏曰廪。"仓廪即贮藏粮食的地方，此地是给养的根本。自古兵法云：兵马未动，粮草先行。所以脾胃有"后天之本"之称，所谓后天指人出生之后的生命过程。人体所摄入的食物和水被消化，有用的物质被吸收，输布到全身，并转化成气血津液等，这个过程就是"运化"，运，指转运输布，如同物流一样，能够将货物运到全国甚至全世界各地。化，则是变化、转化之意，即食物、水中有用的物质，进入血就成为血的一部分，进入津液，就变化为津液。所以，像后勤部长一样，为身体补充着营养物质。

《黄帝内经》详细记载了饮食入胃后的变化："食气入胃，散精于肝，淫气于筋。食气入胃，浊气归心，淫精于脉。脉气流经，经气归于肺，肺朝百脉，输精于皮毛。毛脉合精，行气于腑，腑精神明，留于四脏……饮入于胃，游溢精气，上输于脾，脾气散精，上归于肺，通调水道，下输膀胱，水精四布，五经并行。"这段话描述了"食（食物）"和"饮（水）"入胃的几条代谢途径，其中"食"有两条，"饮"有一条。

"食气入胃，散精于肝，淫气于筋"，意思是食物进入胃后，部分精微物质（可以理解为不经过消化可以直接被吸收的营养成分）被肝吸收，并进一步滋养肝所主的筋，其实这现象，有的人是有深刻体会的，如有的人在饥饿的时候，会出现手抖，甚至全身发抖的情况，这个时候吃点东西很快就会缓解的。原因就是当肝血不足，筋得不到足够的濡养而发生震颤，当吃过东西后，部分精微物质先入肝，肝血得到补充，手抖自然缓解。

"食气入胃……留于四脏"，可以这样理解：食物中营养物质，一部分先到达肝脏，以补充肝血，使人体筋肉始终充满力量，"人是铁，饭是钢，一顿不吃饿得慌"，饿得慌主要表现之一是手抖，吃点东西后，这一现象马上缓解，实质上就是这一过程。还有一部分则在心的作用下，进入到脉中，随着经脉到达肺脏，在肺朝百脉的作用下，气血相和，营养人体的五脏六腑、四肢百骸。

"饮入于胃……下输膀胱"，则是指水液进入到胃后，在脾的作用下，其中的精微物质到达肺脏，肺把水液分布到全身，而剩余的废水则到达膀胱。

以上可见，不但食物的消化吸收与脾关系密切，水液的代谢也离不开脾，与水液代谢关系密切的脏腑除了脾外，还有肺和肾，《景岳全书·肿胀》曾云："凡水肿等证，乃肺脾肾三脏相干之病。盖水为至阴，故其本在肾；水化于气，故其标在肺；水唯畏土，故其制在脾。"假若脾气虚弱，就会出现水液代谢功能障碍，水湿积聚，痰饮丛生，留于头部则头重如裹，停于体表则身重，存于肺则会出现咳嗽，所以说，痰湿能生百病。治疗上健脾利湿是主要的方法。

"食饮"入胃后的代谢都离不开脾的作用，这即"脾主运化"的含义，脾的这一作用称为"升清"，清是指"食饮"中的营养物质，"升清"可以理解为脾对饮食中的营养物质的摄取。升，是脾气的特点，脾气主升，除了升"清"外，还能将内脏维持在相对稳定的位置，假若脾气虚弱，则升举无力，会导致某些脏器下垂，如胃下垂、子宫下垂、脱肛（直肠脱垂）等，而临床上治疗内脏下垂病证，则常采用补益脾胃之气的方法，代表方剂如"补中益气汤"——脾胃之气合称为中气，补中益气汤，补益的就是中气。

五脏中与血的运行关系密切的莫过于心、肝、脾三脏，其中"心主血，肝藏血，脾能统摄血液"（明·薛己《薛氏医案》）。脾统摄血液能够让血液在脉中运行而不至于逸出脉外，这实际上是气固摄作用的体现。因为脾气主升，临床上一般把下部出血如便血、尿血、崩漏等称为脾不统血。

在血的生成过程中，脾胃通过对我们喝的水，吃的食物中的精华物质的消化吸收，为血提供了足够的养料，这也是"脾胃为后天之本，气血生化之源"的含义所在。

由于脾的主要作用是主管"运化"，所以饮食最容易伤脾，所以养脾的关键在于食饮有节，即有规律，有节制，不暴饮暴食，清淡为宜，少吃肥甘厚味，再者注意卫生。

"脾虚"症状有哪些

脾虚是中医的一个术语，中医常见的病症，主要指脾气、脾阳或脾阴不足所呈现之各种证候。多因饮食失调，劳逸失度，或久病体虚所引起。脾虚则运化失常，并可出现营养障碍，水液失于布散而生湿酿痰，或发生失血等症。

《脉经》卷二："脾虚……病苦泄注，腹满，气逆，霍乱，呕吐，黄疸，心烦不得卧，肠鸣。"一说"脾气……若虚则生寒，令人心腹胀满，水谷不消，噫气吞酸，食辄呕吐，霍乱泄利，四肢沉重，多思气结，恶闻人声"（《圣济总录》卷四十四）。邹澍《本草经疏》归纳"脾虚十二证，饮食劳倦，伤脾发热，饮食不消化，属脾气虚；伤食必恶食，停食，为恣饮汤水或冷茶、冷酒所致。水肿属脾气虚，兼脾阴虚；噎膈属气血两虚，由于血液衰少，而非痰气壅逆所成。脾虚属气虚，健忘属气血两虚，倦怠、嗜卧属脾气不足。脾虚腹痛，按之则止，属血虚；痞气，属脾气虚及气郁所致"。

脾在五行中属土，在五脏阴阳中属阴中之至阴。脾主运化，统血，升清，输布水谷精微，为"气血生化之源"。人体出生后，各脏腑组织器官皆依赖脾所化生的水谷精微以濡养，故称脾为"后天之本"。其与胃、肉、唇、口等构成脾系统。脾对食物的消化和吸收起着十分重要的作用，因此几乎所有的胃肠道疾病都可出现或伴有脾虚。

◉ 脾气虚

多因饮食不节，或劳倦过度，或忧思日久，损伤脾土，或抵抗力不足，素体虚弱。可见腹胀纳少，食后胀甚，肢体倦怠，神疲乏力，少气懒言，形体消瘦，或肥胖浮肿，舌苔淡白。

◉ 脾阳虚

多因脾气虚衰进一步发展而成，也可因饮食失调，过食生冷，或因寒凉药物太过，损伤脾阳，或肾阳不足，命门火衰，火不生土而致。可见大便溏稀，纳少腹胀，腹痛绵绵，喜温喜节按，形寒气怯，四肢不温，面目无华或浮肿，小便短少或白带多而清晰色白，舌苔白滑。

◉ 中气下陷

中气亦指脾气。脾气上升，将水谷精微之气上输于肺，以荣养其他脏腑，若脾虚中气下陷，可出现久泻、脱肛、子宫脱垂等症。在脾气虚见症基础上，有气陷临床表现，如久泻、脱肛、子宫脱垂等。

◉ 脾不统血

脾气虚弱，不能摄血，则血不循经。在脾气虚见症基础上，有慢性出血临床表现，如月经过多、崩漏、便血、衄血、皮下出血等。除出血外，必兼见脾气虚弱的一些症状。

脾病实证又如何

那么，脾病除了虚证之外，实证又是什么情况呢？

其实对"脾实证"，古人亦多有论述，如《脉经》卷二曰："脾实也，若肠中伏伏如坚状，大便难。"又云："脾实……病苦足寒，胫热，腹胀满，烦扰不得卧。"《圣济总录》卷四十四云："脾脏盛实则生热，热气熏蒸则令人舌本肿胀，语言謇涩，腹胁坚硬，四肢不举，身体沉重，面目焦黄，不得安卧，而唇干口燥也。"《本草经疏》曰："脾实，即湿热邪胜六证：蛊胀，由于脾家湿热积滞或内伤瘀血停积而成；易饥，属脾家郁火；口唇生疮，口糜，中消，属脾家实火；湿热腹痛，按之愈甚。"

其中最常见的脾实证，就是脾湿，脾湿可分为寒湿和湿热，其中寒湿困脾是指寒湿内盛，困阻脾阳，脾失温运，以纳呆，腹胀，便溏，身重为主要表现的寒湿证候。其临床表现为脘腹胀满，口腻纳呆，欲呕，口淡不渴，腹痛便溏，头身困重，或小便短少，肢体肿胀，或身目发黄，面色晦暗，或妇女白带量多，舌体淡胖，舌苔白滑或白腻，脉濡缓或沉细。

而湿热蕴脾是指湿热内蕴，脾湿健运，以腹胀，纳呆，发热，身重，便溏不爽为主要表现的湿热证。其临床表现为脘腹胀闷，恶心欲呕，口中黏腻，口渴不多饮，便溏不爽，小便短黄，肢体困重，或身热不扬汗出热不解，面目发黄色鲜明，或皮肤发痒，舌红，苔黄腻，脉濡数或滑数。

现代社会，因为生活方式改变，生活节奏加快，精神紧张，压力较大，大部分人都属于"慢性疲劳综合征"的亚健康状态。由此可见，脾病还是以虚证为常见，故中医常常说患者"脾虚"。

脾虚以后怎么办

脾虚以脾气虚、脾阳虚更为常见，本虚为主者，治多健脾，佐以化湿；标实为主者，则应以祛湿为主，兼以运脾。下面介绍几种常见脾虚病症的治疗方法。

◉ 脾虚呕吐

症状：饮食稍有不慎即易呕吐，时作时止，胃纳不佳，食入难化，脘腹痞闷，口淡不渴，面白少华，倦怠乏力，舌质淡，苔薄白，脉濡弱。

辨证：脾虚呕吐为脾脏虚弱，胃气上逆所致。

治法：健脾和胃止呕。

主方：香砂六君子汤加减。

◉ **脾虚泄泻**

症状：大便时溏时泻，迁延反复，完谷不化，饮食减少，食后脘闷不舒，稍进油腻食物则大便次数增多，面色萎黄，神疲倦怠，舌淡苔白，脉细弱。

辨证：脾虚泄泻由脾虚失运，湿注肠道所致。

治法：健脾渗湿止泻。

主方：参苓白术散加减。

◉ **脾虚水肿**

症状：身肿，腰以下为甚，按之凹陷不易恢复，脘腹胀闷，食纳减少，面色不华，神疲肢冷，小便短少，舌质淡，苔白滑，脉沉缓。

辨证：脾虚水肿由脾虚水停，泛溢肌肤所致。

治法：温脾利水消肿。

主方：实脾饮加减。

◉ **脾虚出血**

症状：便血紫黯，甚则黑色，或尿血、吐血、衄血及紫斑，神疲乏力，气短声低，面白无华，头晕，舌质淡，苔薄白，脉细无力。

辨证：脾虚出血乃脾气虚弱，血失统摄所致。

治法：健脾益气摄血。

主方：生脉饮合参附汤加减。

◎ 脾虚带下

症状： 带下绵绵，量多色淡黄或色白如涕唾，无臭，并且面色淡黄，精神疲倦，不思饮食，腰酸腹坠，或下肢浮肿、便溏等。

辨证： 脾主运化水湿，脾虚则运化无能，聚湿下注，伤及任、带二脉而致。

治法： 健脾益气，升阳除湿。

主方： 完带汤，水煎服。

◎ 脾虚经闭

症状： 经闭，常兼见饮食不振，痞满，大便不实等症。

辨证： 多因脾胃虚弱，健运失职，复为饮食所伤，饮食日见减少，导致生化之源不足，无血下达冲任胞宫而致经闭。

治法： 补脾胃、养气血。

主方： 八珍汤加减。

◎ 脾虚多涎

症状： 神疲，面色萎黄，涎多清稀。

辨证：《证治准绳·幼科》曰："小儿多涎，由脾气不足，不能四布津液而成。"

治法： 补益脾气摄津。

主方： 五味异功散加减。

◎ 脾虚生风

症状： 以手足微搐，肢冷，昏睡露睛，口鼻气微主证。

辨证： 脾虚引动内风，多由吐泻或药、食损脾所致。《张氏医通·诸风门》："若体倦神昏不语，脉迟缓，四肢欠温者，脾虚生风也。"

治法：补脾息风。

主方：六君子汤加蝎尾、炮姜、肉桂。

◉ **脾虚如球**

症状：目之上下眼胞肿胀，虚起如球，无赤痛，喜按。

辨证：因脾虚挟湿或气血不足，虚火壅于气分所致。

治法：补脾益气为主，辅以祛邪之药。

主方：补中益气汤加减。

◉ **脾虚生热**

症状：面色萎黄，神疲倦怠，目之上下眼胞肿胀，舌淡苔黄腻，脉细数无力，烦渴不能多饮，皮屑增多，言语无力，小便短赤，耳鸣遗精。

辨证：因脾虚所至内湿停滞，久而生热，无养气血，水湿不化，阴虚阳盛。

治法：健脾益气、养气血为主，辅以清虚热，滋肾阴。

主方：人参健脾丸合知柏地黄丸加减。

补脾不若补肾好

在中医脏腑理论中，肾作为脏腑之本，十二经之根，肾藏精，精者身之本也，而人资之以为始者，而被称为"先天之本"；脾为中宫之土，万物之母，人有此身，必资谷气，谷入于胃，洒陈六腑而气至，和调五脏而血生，而人资之以为生者，而被称为"后天之本"。在治疗中是以补脾为主，还是以补肾为主，历代医家各有所据，由此产生了"补肾不如补脾"与"补脾不如补肾"两个不同的治则，使后学者常感到扑朔迷离。

⊙ 补肾不如补脾说

最早提出此说者，是宋·孙兆，原著可能已失，仅载于张锐《鸡鸣普济方》大效厚煎条下，其曰："治脾胃虚弱，不入饮食，孙兆云：补肾不如补脾。脾胃既壮，则能饮食既入，能旺荣卫，荣卫既旺，滋养骨骸，保养精血，是以《素问》云：精不足者补之以味，形不足者补之以气。宜服此药，大补脾肾虚损，温中降气化痰进食。"其基本观点是脾为后天之本，津血精液生化之源，肾须脾的供养，才能冲盛，故肾虚应补脾。肾藏精，是指肾有储藏先天与后天之精的作用，后天之精主要来源于脾胃运化水谷精微，而非精生于肾，正如《内经》言："肾者主水，受五脏六腑之精而藏之。"又说"精不足者补之以味"其义即以厚味补其脾胃，脾胃里健自然生精，而肾有所藏。因此，脾胃运化功能正常，则气血津液生化有源，脏腑组织器官得以濡养功能正常。又脾胃居于中焦，为全气机升降之枢纽。脾气升则肝肾之气随之而上升，胃气降则心肺之气随之而下降，故脾升胃降功能协调，则全身之气机调畅，脏腑功能才能正常。故历代医家在临证中都很重视脾胃的作用，如东汉末年张仲景的《伤寒杂病论》，在六经辨证中，始终把脾胃元气的强弱作为辨病机、定治则、决预后、推死生的重要依据，明确提出，"四季脾旺不受邪"的观点。金元四大家之一的李东垣更是"补肾不若补脾"学说的倡导者，他认为，元气是健康之本，脾胃是元气之本，脾胃虚弱是产生疾病的重要原因。其所著《脾胃论》制方用药也是以补益脾胃元气、升降和调脾胃气机为主。朱丹溪亦云："补肾不若补脾，脾得温则化而食味进，下虽暂虚，亦可少回。"(《格致余论》)清·沈金鳌在代表作《杂病源流犀烛》中更是提出了"脾统四脏"的论点。

因此，"补肾不如补脾"说的实质是善于补肾者，往往能够追究脾肾之间的内在联系，从补益脾胃入手，加强疗效，此即"善补肾者，当于脾胃求之"之旨，而并不是一切疾病只要补脾不要补肾。如临床见肾虚水肿，常用培土制水法，但就因此认为"补肾不如补脾"，凡肾虚患者只要补脾不必补肾，那就错了。临床许多肾虚、脾肾虚的病症不是单纯补脾所能取效的，而补肾或脾肾双补，却可获效。

◉ 补脾不如补肾说

最早提出此说者，当是宋代的严用和，他在《济生方》补真丸条下说："大抵不进食，以脾胃之药治之多不效者，亦所谓焉。人之所生，不善调养，房劳过度，真阳衰虚，坎火不温，不能上蒸脾土，冲和失布，中州不运，是致饮食不进，胸膈痞塞，或不食而胀满，或已食而不消，大腑溏泻，此皆真火衰虚，不能蒸蕴脾土而然。古人云，补肾不如补脾，余谓补脾不如补肾，肾气若壮，丹田火经蒸脾土，脾土温和，中焦自治，膈能开矣。"此说的实质，是通过温补肾阳以达到温运脾阳而治疗脾阳虚的病证。中医学认为，肾之阴阳是一身阴阳之根本，"肾在诸脏为最下，属水藏精。盖天一生水，乃人生之本，立命之根。"(《图书编·养肾法言》)脾之运化，化生气血，有赖于肾阳的温煦，故有"脾阳根于肾阳"之说。此外，肾为先天之本，肾中精气是人体生命活动的原动力，肾中精气充沛，脾的功能才能正常。宋代许叔微也认为，先天精气藏于肾，肾乃一身之根蒂，肾阳又是脾阳之根本，脾阳需要肾阳的温养才能运化。其在《普济本事方》中说："有人全不进食，服补脾药不验，予受此方，服之欣然能食。此病不可全作脾虚，盖因肾气怯弱，真元衰劣，自是不能消化饮食。譬如鼎釜之中，置诸米谷，下无火力，维终日米不熟，其何能化。"清·唐容川亦说："脾……不得命门之火以生土，则土寒而不化，食少虚羸，土虚而不运，不能升达津液，以奉心化血，渗灌诸经。"从命火生脾土的观点来看，说明克中有生，本是"土克水"而其中却包含了"命火生脾土"之意在内。不但如此，还有人认为，肾水还有强土的作用，如《冯氏锦囊》中言："水不得土借，何处以发生，土不得水，燥结何能生物，故土以承水柔润之法，木以承土化育之成，补火者，生土也，滋水者，滋土也。"

因此，"补脾不如补肾"说是针对肾阳虚不能温煦脾阳而致脾阳虚者。根据"治病求本"原则，应以温补肾阳为主，以达到温运脾阳的作用，如五更泄泻，单纯补脾，难以取效，故应以补肾为主，而不能认为对疾病治疗补肾效果一定好于补脾。一般地说，只要不是肾阳亏虚到不足斡旋脾运的程度时，补脾总是不可忽视的一环。补肾的同时也多加健脾之品，如滋补肝肾的六味地黄丸中配伍山药、茯苓健脾，固肾涩精的金锁固精丸中也配伍了健脾的芡实。

◎ 两说的联系区别及运用

脾为后天之本，精气血津液生化之源；肾为先天之本，主藏精，为阴阳之根本。脾主运化，有赖于肾阳的温煦；肾所藏精气，亦有赖后天脾胃运化所化生水谷精微的充养。后天赖先天为之主，先天赖后天为之资。因此，在生理上脾与肾是后天与先天相互资助、相互资生的依赖关系，也反映了它们在本质上的一致性。只是由于两派医家临床经验不同，对脾肾关系的理解各有偏重而已。由于疾病的发生发展变化是复杂的，因此，两学说在临床上的运用也不能固守拘泥，而应是具体灵活的，脾虚者，以补脾为主；肾虚者，以补肾为重；脾肾两虚者，脾肾并补。正如清·程钟龄在《医学心悟》中说："脾肾两脏，皆为根本不可偏废，古人或谓补脾不如补肾者，以命门之火，可生脾土也；或谓补肾不如补脾，以饮食之精自能下注于肾也。"此言颇为中肯，是对两学说的重要补充。由于脾肾两病的情况比较复杂，故王旭高认为，"久病虚羸，胸无痞满者宜补肾，胸有痞满者宜补脾。"使两学说在理论上更加完善，而且具体实用。李中梓在补脾或补肾时则主张补脾与补肾兼行，他说如欲以甘寒补肾，恐减食不利于脾，故在滋肾之中，佐以砂仁、沉香；欲用辛温快脾，须防愈耗肾水，扶脾之中，参以五味。

总之，两学说各有道理，也各有其适用范围。"补肾不若补脾"是指由于脾胃虚弱生化乏源而致肾虚失藏而言；"补脾不若补肾"是指由于肾阳亏虚不能温煦脾阳而致的病证而设。因此，不论脾虚、肾虚还是脾肾两虚，不宜离开具体病情而谈论补肾与补脾的主次，而应根据病人的体质盛衰、年龄差异和实际病情而加以分析，辨证施治，不应偏执一见，否则投药罔效，延误病情。

脾虚食疗与养生

⊙ 脾虚证的宜忌食物

（1）宜食具有补脾益气，醒脾开胃消食的食品，如粳米、籼米、锅巴（焦锅）、薏米、熟藕、栗子、山药、扁豆、豇豆、牛肉、鸡肉、兔肉、牛肚、猪肚、鲑鱼、葡萄、红枣、胡萝卜、马铃薯、香菇等。

（2）忌食性质寒凉，易损伤脾气的食品，如苦瓜、黄瓜、冬瓜、茄子、空心菜、芹菜、苋菜、茭白、莴笋、金针菜、柿子、香蕉、枇杷、梨、西瓜、绿豆、豆腐、荞麦等；味厚滋腻，容易阻碍脾气运化功能的食品，如鸭肉、猪肉、甲鱼肉、牡蛎肉、牛奶、芝麻等；利气消积，容易耗伤脾气的食品，如荞麦、山楂、萝卜、香菜等。

⊙ 食疗

若平素脾胃虚寒的人，或寒证的胃痛、腹痛、泄泻等，应多食性味辛热的葱、姜、韭、蒜、胡椒等，若脾胃虚弱的人，宜食用红枣、山药、扁豆、芡实、莲子肉等。若胃热素盛的人，宜食梨、藕、甘蔗、蜂蜜等甘寒生津之品；若气机阻滞者，宜多食萝卜、佛手、金橘，或用橘皮做成的调料。

1. 药点药饭

药点、药饭是将谷物与某些食物和药物一起制作成饭、糕、饼、包子、馒头等主食或点心，用以防治疾病的一种方法。

橘红糕

鲜橘皮，打碎成细粒后用糖浸渍，再和入面粉制成糕点。适用于食欲不振，消化不良，咳嗽痰多。

豆蔻馒头

白豆蔻粉撒入适量面粉内，再蒸煮成馒头，适用于腹胀，食欲不振。

红枣益脾糕

红枣、白术、干姜、鸡内金。先煮熬取汁，再将汁与面粉及适量的糖制成糕，适用于胃呆纳减，大便溏薄。

山药饭

山药、莲肉、米仁、扁豆，洗净切碎，莲肉去皮、芯后煮烂，再与粳米一起煮饭，适用于脾虚泄泻、食欲不振。

八仙糕

黄芪、白术、山药、山楂、茯苓、陈皮、湘莲末、党参。先将上述药物煎煮取汁，再与适当粳米粉、糯米粉、白糖一起蒸成糕。适用于脾虚泄泻，食欲不振。

麻仁玉米糕

火麻仁、芝麻各，玉米粉、红糖适量，将火麻仁研末、芝麻洗净，放入玉米粉拌匀，再加入红糖用水和面做成糕。适用于脾虚气血亏损引起的便秘。

2. 补脾食物

马铃薯

味甘、性平。补气，健脾。宜于脾虚体弱，食欲不振，消化不良。发芽的马铃薯芽与皮有毒，忌食。

红薯

味甘、性平，归脾胃经。补脾胃，益气力，宽肠胃。宜于脾胃虚弱，形瘦乏力，纳少泄泻。多食易引起反酸烧心，胃肠道胀气。

香菇

味甘、性平。益胃气，托痘疹。宜于脾胃虚弱，食欲不振，倦怠乏力。属于发物，麻疹和皮肤病、过敏性疾病忌食。

山药

味甘、性平，归脾、肺、肾经。补气健脾，养阴益肺，补肾固精。宜于脾气虚弱，食少便溏，慢性泄泻。湿盛和气滞胀满者忌食。

栗子

味甘、性温，归脾、胃、肾经。补脾健胃，补肾强筋，活血止血。宜于脾虚食少，反胃，泻泄。气滞腹胀者忌食。

红枣（大枣）

味甘、性温，归脾、胃经。补益脾胃，养血安神。宜于脾胃虚弱，食少便稀，疲乏无力。气滞、湿热和便秘者忌食。

鸡肉

味甘、性温，归脾、胃经。补中益气，补精添髓。宜于脾胃虚弱，疲乏，纳食不香，慢性泄泻。实证、热证、疮疡和痘疹后忌食。

兔肉

味甘、性凉。补中益气，凉血解毒。宜于脾虚食少，血热便血，胃热呕吐反胃，肠燥便秘。虚寒、泄泻者忌食。

猪肚

味甘、性温。补益脾胃。宜于虚弱、泄泻，用于胃下垂和消化性溃疡。

牛肚

味甘、性温。益脾胃，补五脏。宜于病后气虚，脾胃虚弱，消化不良。

羊肚

味甘、性温。补虚弱、益脾胃。宜于形体瘦弱、脾胃虚寒。

牛肉

味甘、性平，归脾、胃经。补脾胃，益气血，强筋骨。宜于脾胃虚弱，食少便稀，中气下陷，慢性泄泻。

鲑鱼

味甘、性平，归脾、胃经。补脾胃，益气血。宜于脾胃虚弱，食欲不振。虚寒证、寒湿证忌食。

泥鳅

味甘、性平，归脾、肺经。补中益气，利水祛湿。宜于中气不足、泄泻、脱肛。

粳米

味甘、性平，归脾、胃经。补中益气，健脾和胃。宜于中气不足，倦怠乏力、食少便溏，脾胃不和，呕吐、泄泻。

籼米

味甘、性温，归肺、脾、心经。补脾胃，养五脏。宜于脾虚湿盛腹泻。热证、湿热证、阴虚证忌食。

糯米

味甘、性温，归脾、胃、肺经。补中益气，补肺敛汗。宜于脾虚腹泻，因黏滞难化，食积证、气滞证、湿证、脾虚胃弱及消化不良者忌食。

扁豆

味甘、性微温，归脾、胃经。健脾化湿，清暑和中。宜于脾虚湿盛，食少便稀，暑湿吐泻。气滞腹胀者忌食。

豇豆

味甘、性平，归脾、肾经。健脾，补肾。宜于脾胃虚弱，腹泻，呕吐。

气滞证和便秘者忌食。

蜂蜜

味甘、性平，归脾、肺、大肠经。补脾缓急，润肺止咳，润肠通便。宜于脾胃虚弱之胃痛，津亏肠燥之便秘，近代用于消化性溃疡。湿证、湿热证、胃胀腹胀、呕吐、便稀者忌食；不宜与葱、莴苣同食。

◉ 理疗

除了上述食疗方法之外，还可以采用针灸、拔罐等理疗方法健脾，常用健脾祛湿要穴有哪些呢？

血海穴

屈膝，在大腿内侧，髌底内侧端上 2 寸，股四头肌内侧头的隆起处。坐在椅子上将腿绷直后，会在膝盖内侧看到一个凹陷的地方，凹陷上方隆起的肌肉顶端就是血海穴。作用：可辅助缓解月经不调、闭经、气逆腹胀、湿疹、皮肤瘙痒、贫血等状况。

丰隆穴

在小腿前外侧，外踝尖上 8 寸，距胫骨前缘二横指（拇指）。作用：中医认为湿必生痰，此穴位可以化痰湿、清神志，尤其适合初秋里湿邪较盛的人群。作用：可辅助缓解痰湿诱发的胸腹痛、呕吐、便秘、眩晕、烦心、面浮肿、四肢肿等状况。

阴陵泉穴

采用正坐或仰卧姿势，阴陵泉穴位于小腿内侧，在胫骨内侧髁后下方凹陷处，处于胫骨后缘和腓肠肌之间，比目鱼肌起点上。作用：体内有湿就容易感受外湿，别让体内湿邪太大，除了外散还要内化一部分。在阴陵泉穴的位置刮痧，可以起到内化湿邪的作用，还可清利湿热，健脾理气，益肾调经，通经活络，辅助缓解腹胀、泄泻、水肿、膝痛等。

中脘穴

位于上腹部，在肚脐上 4 寸的腹中线上，可仰卧取穴，胸骨下端和肚脐连接线中点即为此穴。作用：这个穴位对于缓解伏天暑湿造成的腹胀、反胃、消化不良、泄泻、便秘等都有很好的作用，此外，对于秋燥失眠等也有很好的缓解作用。

地机穴

位于人体的小腿内侧，在阴陵泉穴直下 3 寸，即内踝尖与阴陵泉穴的连线上，胫骨内侧面后缘处。作用：地机穴具有较强的解痉镇痛、行气活血功效，可用于辅助缓解腹痛、腹泻、水肿、月经不调、痛经等状况。

天枢穴

取穴时，可采用仰卧的姿势，天枢穴位于人体中腹部，肚脐两侧 2 寸处。作用：在此穴位刮痧可加速促使湿邪、毒邪从粪便排出，起到缓解便秘、腹胀、腹泻、脐周围痛、消化不良、恶心想吐等症。

足三里

足三里是治脾健胃的第一穴，除湿当然也少不了它。刺激的最好方法是艾灸。每天睡觉前用艾条灸，可以协助阴陵泉祛湿。空闲的时候按揉阴陵泉，一天要保证 10 分钟。晚上睡觉前，用艾条灸两侧足三里 3 ~ 5 分钟，最好灸之前先按阴陵泉 1 ~ 2 分钟。

（武建设　南京市栖霞区迈皋桥长营村社区卫生服务站）

神奇的中医专药

⊕ 华　青

　　中医看病讲究辨证施治，当一个患者来诊时，医生首先运用望、闻、问、切四诊方法收集病情资料，然后再进行辨证分析，辨证分析的方法可以采用脏腑辨证、六经辨证、卫气营血辨证、三焦辨证、八纲辨证等，再下一步就是制订治法，最后是选方用药——我们归纳这个看病的过程为理、法、方、药四部曲。现在高等中医药院校的教材都是这么写的，老师也是这么教的，临床上也大多是这么用的，无疑这是正确运用中医药临床实践的途径，是中医药的特色之一，是中医药区别于西医的关键点之一。但是，当我们将这套熟记在心的方法，按部就班地在临床使用时，往往会碰到这样的情况：明明辨证无误，选方用药觉得也没什么问题，可患者反馈回来的效果却不怎么理想，甚至完全没有效果。更受打击的是，有时患者某天再回来告诉你他在哪里得到一个偏方，只用一味药吃了不多久病就全好了。这是怎么回事呢？

对症治疗是专药的起源

◎ 对症是专药的起源

我们再回头来想想中医药的发现、发展历史。典籍记载，中药的发现是"神农尝百草"的结果，因此现存最早的中药专著就叫《神农本草经》（后世20世纪70年代在长沙马王堆汉墓挖掘出土的《五十二病方》被认为早于《神农本草经》，我认为《五十二病方》只是一些有关中药治疗疾病的零散记载，没有系统和理论，不是真正的著作）。《神农本草经》中只收载了365种药物，对药物的主治记载都很简单，比如麻黄"主中风，伤寒头痛，温疟。发表出汗，祛邪热气，止咳逆上气，除寒热，破癥坚积聚"。总结这段话，麻黄的功效一是治疗受寒引起的发热、头痛，能够发汗、退热；二是治疗肺气上逆的咳嗽气喘，三是治疗肿块之类的病变。又如甘遂"主大腹疝瘕，腹满，面目浮肿，留饮宿食，破癥坚积聚，利水谷道"。指出甘遂主要治疗水肿引起的浮肿、食积之类的疾病，能够通利肠道（水谷道）。从上述文字记载的情形就可以看出，有关麻黄治疗发热类疾病、甘遂治疗肿满的记载是同类疾病不同症状或者病症反复出现，可见药物的发现过程是人们出现某种病痛后，先是偶然发现食用某种植物或动矿物对症状有改善或者治愈作用，以后又经多次反复验证，最后确认这种植物或者动矿物对这种病症有效，记载下来供后人沿用。在多次使用中，又发现这种植物或者动矿物对其他症状或病症也有效果，再次记载下来，这样药物的功效就逐渐增多。早期药物功效的记载多偏重于对症状的效果，这一方面是药效发现过程的真实反映，另一方面是那时辨证施治的体系还没有建立的写照。可以这么说，中药起初都是对某种病症的专药，人们出现某种病症时，就会找来相应的药物来治疗。再后来单一药物的治疗作用逐渐增加，同样可以治疗某种病症的药物也在增加，人们发现治疗同一种病症时，不同药物反应不同，有时合在一起使用效果更好，这样就慢慢出现了药物的固定搭配，再逐渐演变成为方剂。举一个例子来说，人们首先发现麻黄可以治疗受寒之后的发热，以后又发现桂枝也可以治疗这样的病症，再后来，又发现石膏也能够治疗发热类的疾病，通过反复使用发现麻黄、桂枝、石膏治疗发热类疾病的表现有所不同，三个药物互相搭配可以增强效果并针对不同的病症表现，这样就出现了麻黄汤、桂枝汤、麻杏石甘汤等等方剂。后来又进行理论上的总结区分出伤寒、中风、里热等等证型，最后形成理法方药的体系。所以中医是先有实践，后有理论，再用理论来指导实践。

应该说方剂的出现是专药的进步和发展，它大大扩展了药物的适应范围，防止了专药的某些毒副作用和局限性。随着方剂的广泛推广和使用，历代医家不断创制新方，到 20 世纪 80 年代由彭怀仁主编的《中医方剂大辞典》记载方剂已经达到了 10 万首（这还是不完全的一个数字。这么多的方剂应该没有一个人能够完全记住，从临床实际情况看，中医师也不需要应用那么多的方剂）。我们习惯了使用方剂，习惯了靠药物互相搭配来增加效果，这本来是无可非议的。但是现在临床上的问题是医生的方子越开越大，平均每个方子的药物达到 15 ~ 20 味，《伤寒论》中那种简单 5 ~ 8 味药的方子很少看到，更不用说使用单味药的单方。医生的解释可能是，现在的疾病都比较复杂，需要合方或者增加药物来应对。还有一个很大的问题是方中的主药不明确，基本上每个药的用量都差不多，一般都是 5 ~ 10 克，让人感到不痛不痒的。我觉得导致出现上述问题的一部分原因是辨证不精，主要病机没抓住，所以只好搞大包围战术，这是导致中医药疗效下降，费用增加，丢失中医"廉、便、验"特色的原因之一。

破解中医疗效下降的难题，提高临床疗效，使用专药就是一个好的方法。

在民间流传着一些单方、验方、秘方，其中单方就是单味药物的方剂，本质上就是专药，验方和秘方大多也突出了某些专药的使用，它们对某些症状或疾病具有很好的效果，因而能够一直保存下来。"文革"期间大搞中草药运动，许多这样的单方专药被发掘出来了，各地编成各种中草药手册，其中很多有效的经验被后来编写的《中药大辞典》《中华本草》收录。现在我们还经常使用的金荞麦治疗肺痈（肺脓疡），矮地茶治咳喘，田基黄、垂盆草治肝炎，半边莲治蛇咬伤等等都是民间的单方，这些单方实际上就是治疗这些疾病的专药。

那么什么样的药物才是专药呢？专药应该怎样使用呢？专药的效果如何？下面我们一起来探讨。

专药的概念

◉ 专药是怎么回事

"专药"目前并没有公认统一的概念，检索"专药"词条文献可以发现，许多中医药方面的文章谈到专药几乎都是和"专方"连在一起并称"某某病的专方专药"，但其实质内容还是"专方"，文献中的所谓"专药"是指组成专方所使用的中药，并没有特别的含义。我对"专药"的理解是指对某些症状、某些疾病或者导致疾病的病理因素具有特别效果或者说是效果特别好的药物，当临床见到这些适应症状、疾病或病理因素时就可以使用。其他有效但不是任何情况下都可以使用的药物就不成为专药。所以，专药必须具备对某一症状或疾病治疗的通用性和显效性。比如大家都熟悉的茵陈就是治疗黄疸的专药，各种原因引起的黄疸，无论寒热虚实都可以使用。又比如黄药子这味药是治疗甲状腺肿的专药，只要是甲状腺肿大，不管是单纯甲状腺肿还是甲状腺结节或是其他种类的甲状腺肿大都可以用。某种意义上，这有点像西药的使用方法，但中医在使用专药时还是有自己不同的地方，后面会再提到。

专药还可以身兼多职，同一药物可以是两种甚至三种症状或者疾病的专药。比如，金钱草既是结石的专药，也是胆汁反流性胃炎的专药。土茯苓既是梅毒专药，也是痛风专药等等。

专药本身并不是只对某一单独的症状、疾病或病理因素具有明显效果，大多还有别的功效。上面说到的茵陈除了治疗黄疸，还可以用其清热利湿的作用治疗湿热引起的口腔溃疡、皮疹等疾病。黄连是治疗痢疾的专药，但黄连还可以治疗火热上炎的发热、烦躁、痈疮肿毒、失眠等多种病症。

专药还与中药学里的"要药"关系紧密。"要药"是重要药物的简称，是针对某种疾病或者某种病机的重要药物，如白芷是治疗阳明头痛的要药，藿香为芳香化湿浊的要药等。专药与要药既有联系又有区分。我认为，专药基本是某种症状或疾病的必用药，用了疗效有保证，要药则不一定。专药突出一个"专"字，是专门治疗这种症状或疾病的意思，有点非此不可、无可替代的感觉，要药则可能有一些替代品或者只是针对某种证型的药物。专药数量较少，要药数量较多。从含义范围上说，专药都是要药，但要药不一定是专药。比如，白芷是治疗头痛的要药但不是专药，因为白芷仅对外感特别是阳明经的头痛效果较好，对内伤头痛基本无效，甚至有副作用；而川芎是治疗头痛的专药，因为无论外感还是内伤，风寒还是风热，虚证或是实证，川芎都有较好的效果。

专药的进一步发展还产生了"药对"，药对是中医临床常用的相对固定的两味药的配伍组合，是中药配伍应用中的基本形式。许多药对就是专药的固定搭配，如海藻、昆布都是治疗瘿瘤和瘰疬的专药，两者临床常常配合使用，形成治疗瘿瘤和瘰疬的专药药对。全蝎、蜈蚣同为治疗痉病的专药，两者也经常配伍加强息风止痉的力量。

青囊

寻找专药

◎ 寻找专药的四条路径

专药是提高临床疗效的捷径，是每个中医临床工作者梦想寻找和掌握的利器。专药并不是凭空得来的，它是经过临床反复实践，反复验证的结果。专药大致可以从四种途径得来。

1. 古代中医药典籍

如《神农本草经》记载了黄连治疗"肠澼腹痛下痢"，临床发现黄连对肠道的痢疾确实疗效非凡，黄连就是治疗痢疾的专药。《名医别录》记载木瓜"主湿痹邪气，霍乱大吐下，转筋不止"，用于临床，木瓜对筋脉拘挛能够很好地缓解，木瓜就是治疗转筋的专药。后世的《千金方》《本草纲目》《本草纲目拾遗》等都记载了大量的有效专药，如麦芽回乳、威灵仙治疗骨鲠等。中医古籍浩如烟海，里面还有大量的宝藏未被挖掘，需要我们细心寻找。现代挖掘专药比较著名的例子是我国科学家屠呦呦等通过对青蒿的研究发现了新型抗疟药青蒿素，线索就是来源于东晋葛洪撰写的《肘后备急方》"青蒿一握，水一升渍，绞取汁尽服之"的记载。这里用浸泡、绞汁而不用水煎，是害怕水煎的高温或酶的作用，破坏了青蒿的疗效。

2. 民间单方

除了前面提到的金荞麦、矮地茶、田基黄、垂盆草、半边莲等，还有薏苡仁治疗扁平疣、传染性软疣，穿心莲治疗各种炎症等。

3. 现代药理研究成果

如苦参、甘松用于治疗心律失常；骨碎补治疗氨基糖苷类抗生素造成的耳聋、听力减退；蒲公英治疗胃幽门螺杆菌感染；枳实治疗胃下垂等。

4. 名老中医经验

如用大剂生白术治疗气虚便秘，白术是治疗气虚便秘的专药，这是来自北京名老中医魏龙骧的介绍。

专药的使用原则和方法

◉ 使用专药有原则，疗效显著有方法

专药在临床见有针对性的症状、疾病和病理因素可以单独使用，这与单方使用是一致的。比如，可以单用金钱草泡茶治疗胆汁反流性胃炎，单用黄连治疗湿热痢疾。但专药也有寒热温凉的偏性，某些专药还有一定的毒性，因此现代临床使用专药多配合其他药物组成方剂。专药配用其他药物其实就是在辨证施治的前提下，用其他药物来提高疗效或者监制专药的偏性或毒性，也可以是在辨证施治的基础上加用专药来提高疗效，同时也避免专药的毒副作用。

举例来说，茵陈是治疗黄疸的专药，临床遇见黄疸时，我们需要收集患者的全面资料，分析他是阳黄还是阴黄。如果患者黄疸色鲜明，兼有发热口渴，小便黄赤，大便秘结，舌质红，舌苔黄腻，脉弦数，我们诊断为阳黄，用茵陈为主药，配用大黄、栀子以清热利湿退黄，这就是茵陈蒿汤；如果患者黄疸颜色晦暗，兼有脘腹胀闷，食欲减退，神疲体乏，畏寒肢冷，大便溏薄，舌体胖大，舌苔白腻，脉濡缓，我们就诊断为阴黄，用茵陈为主药，配白术、附子、干姜等以温化寒湿，健脾退黄，这个方剂叫茵陈术附汤。

黄连是治疗痢疾的专药，临床碰到腹痛，里急后重，下痢赤白脓血，赤多白少，肛门灼热，舌红苔黄腻，脉滑数，我们诊断为湿热痢疾，有时单用黄连还觉得力度不够或者对痢疾伴随的腹痛、里急后重症状效果有限，这时需要加用黄芩清热燥湿，芍药缓急止痛，木香、槟榔行气导滞，这就是芍药汤；如果是下痢赤白黏冻，或下鲜血黏稠，伴有心烦，口干口渴，舌红少津，

苔少或无苔，脉细数，我们诊断为阴虚痢疾，可加入阿胶、当归等养阴和血，方名驻车丸；如果是慢性痢疾，腹痛绵绵，下痢稀溏，时夹少量黏冻，伴饥不欲食，四肢不温，舌红，苔黄腻，脉沉缓，我们诊断为寒热错杂的痢疾，可配合黄柏清热燥湿，干姜、附子、细辛等温脾祛寒，乌梅涩肠止痢，这就是乌梅丸。

专药在方剂中大多处于主导地位，基本上都是方中的主药，所以多数情况下专药用量一般都比较大，只有这样才能发挥专药针对性的作用，提高临床效果。如果专药用量和其他的药物没有什么差别，也就不成其为专药，期待的效果也很难实现。专药必须大剂量使用这一点非常重要，这是专药发挥效果的关键，后面我会用具体的真实病案来说明。

专药的用量经常超出中医教材和《中华人民共和国药典》记载的用量，这样产生了有关医生执业安全方面的问题，已经有著名的中医人士在呼吁解决这个问题。教材和《药典》有关具体中药的用量规定都很保守，已经远远落后于临床实际。造成这种情况的根本原因是教材和《药典》参照的是药物的通常习用量以及西药用量规定的方法，如根据所谓药物中某些有效成分的含量或者有毒物质的含量得到的。实际上中药的临床应用和西药是有极大不同的，我们可以通过配伍、煎煮、服法等方法，发挥药物的功效，避免毒副作用。典型的如附子，教材及《药典》规定剂量是 3 ~ 15 克，但在回阳救逆或治疗阴寒较甚病症时，火神派医生常常用至上百克，最大报道有用至500 克的。为防止附子中毒，临床常配伍大剂量生姜和甘草，加长煎煮时间（先煎 3 ~ 6 小时）减轻其毒性，同时发挥其专长，实践证明这样使用是安全的，临床效果又好。又如白术，《药典》规定剂量是 5 ~ 15 克，但用于通便时必须在 60 克以上才有卓效，如果担心有壅脾副作用，可以通过配伍理气药来解决。

我把专药的应用方法分成三种：第一种是根据症状用专药，我称为"辨症用药"，有是症，用是药，比如：患者出现了腿脚抽搐拘紧难伸的症状，我们就可以考虑使用木瓜；出现颈项拘紧不舒，就要加用葛根；头痛就可以考虑用川芎；患者有大便秘结不通，就可以考虑用大黄。第二种是根据疾病用药，我称为"辨病用药"，这里的"病"主要是西医诊断的疾病名，如诊断为扁平疣就可以用薏苡仁；诊断为肺脓疡就可以用金荞麦。第三种是根据疾病病理因素来用药，如胆汁反流性胃炎的病人，可以加用金钱草以利胆；胃下垂的病人是平滑肌松弛，可重用枳实以兴奋平滑肌，使下垂的胃复位。

　　无论上面哪种方法都不要，也不应该忘记是在辨证施治的前提下使用专药，即是在辨证施治的基础上加用专药，或者是在使用专药时加用辨证施治的药物。只有这样用药才是中医的方法，否则就沦为跟西医一样了，效果也就好不了。

专药临床应用举例

◉ 专药高效医案精萃

　　我在临床中只要有机会比较喜欢使用专药，以下是我近年来应用专药获得较好效果的部分真实案例。

1. 茵陈治疗黄疸案

　　患者武某，女，27岁。武某丈夫原是我所在中医馆的员工，先前曾带武某找我看过皮肤瘙痒症，后患者因家事回到河南老家。2014年8月某天上班时患者丈夫打电话给我说患者在老家突然出现眼睛、皮肤发黄，在当地县医院检查各种肝炎病毒都是阴性，胆囊也没有发现结石，肝功能转氨酶升高，胆红素升高，西医现在诊断不明确，就给了一些保肝药，让我再给开方。我说看不到病人无法把脉，这个方不能开。患者丈夫说，我们就信任你，你还是帮帮忙吧。无奈只好电话中了解病情，得到信息是：黄疸的色泽是鲜明的，小便发黄，大便的颜色正常，无发热、便秘，食欲减退，微信发来的舌象图片显示，舌质偏红，舌苔厚腻偏黄。诊断为阳黄，湿热瘀阻型，治疗用清热利湿法，以茵陈蒿汤加味：茵陈 60 克，栀子 10 克，大黄 10 克，郁金 10 克，金钱草 30 克，木香 10 克，苍术 15 克，薏苡仁 30 克，虎杖 15 克。3 剂，水煎服，每日三次。患者服完 2 剂后黄疸已有所减退，但其父亲是西医退休医生，要求他们转院去河南省人民医院检查治疗，并通过关系联系好了住院床位。小两口不敢不从，遂乘车前往郑州。到省医院 2 天后，患者丈夫继续电话与我联系报告，说在那里做了很多检查，每天打很多吊针，但没办法也不允许吃中药。我说检查清楚到底是什么原因造成的黄疸也好，只要能治好病，西医中医都行。过了半个多月，患者丈夫又来电话，说其妻在省人民医院住了快 20 天了，黄疸没有消退，转氨酶反而升高了一倍，由刚入院时的 700 多升到了 1500 多。医生建议做血浆置换，一个疗程要做六七次，每次要 8000 多块钱，你的意见怎样？我说如果是我的话，我是不做的，这跟尿毒症的血透相似，不解决根本问题。对方说，不做的话，就要出院，怎么办？我说这个问题还要你自己做决定，要不你转到省中医院去用中医治疗。第二天来电话说，我到省中医院去问了，人家说，你这个病在省人民医院是我们这里最权威的了，我们这里也是按他们的方法治疗。患者丈夫说，这样的话我转到中医院也没什么意思，还是从省人民医院出院回家吧，希望你继续用中药给我老婆治疗。我说，如果你老婆出院回家，我再给她开中药。患者丈夫本来就比较相信中医，不愿意用西医治疗，但又怕丈人说他对他的女儿不负责才去的郑州，所以出院回家用中药治疗更符合他的心意。

患者回家后，我重新了解她的症状，当时黄疸已经很严重，仍是鲜黄色的，所以加重茵陈的用量到 120 克，其他不变。此方患者一直服用，中间第 7 天曾报告一次黄疸已经明显减退，以后就没有音讯了。

一个多月后患者丈夫回到深圳，告知病人已经痊愈，总共服药一个来月，肝功能、胆红素恢复正常。我追问西医诊断到底是什么？他说省人民医院的最后诊断是"药物中毒性肝炎"。原来患者发病前因皮肤瘙痒，一痒就吃一片抗过敏西药，那天总共吃了7片，后来就出现黄疸症状，这些都是后来才知道的。我一直搞不明白黄疸的原因，当时主要考虑是不是自体免疫性肝炎。明确西医诊断的目的一是对疾病的预后和转归可以心中有数，另外可以针对性选用专药。本例虽然并不清楚西医的诊断，但在用药时针对黄疸，重用黄疸专药茵陈，同时按照辨证施治的原则结合现代药理研究的成果，加用具有利胆功效的虎杖、郁金、金钱草等专药，取得了较好的效果。

2. 金钱草治疗胆汁反流性胃炎案

周某，女，58岁。胃胀不适5年多。经胃镜检查，诊断为胆汁反流性胃炎。西医给服用兰索拉唑、吗丁啉（多潘立酮）等药物，病情反反复复，始终未能痊愈，因而改请中医治疗。今年在某名老中医处看诊半年，症状也无大的改观。某次朋友聚会遇见我，知道我也是中医师，遂央求我为其看诊。当时病人的症状主要还是腹胀不适，饭后加重，无嗳气反酸，也无胃内烧灼感，食欲尚可，大便一日一次，成形，舌质淡红，舌苔薄白，质干，脉弦，左大于右。胁肋处有压痛。当即问患者是不是性格较为急躁，脾气较大，患者点头称是。诊为肝气犯胃，治以疏肝理气，方选四逆散加味：柴胡10克，白芍12克，枳壳10克，甘草6克，郁金10克，焦三仙各10克，金钱草30克。三剂。患者服药第一天就感觉非常舒服，症状消失大半，服完三剂后症状基本消失。效不更方，嘱原方继服三剂。药尽症状完全消失，继以金钱草50克每日泡茶喝以巩固疗效，回访一月病未再作。

本案患者辨证为肝气犯胃并不难，相信患者疏肝理气之药肯定吃过。为什么我的处方效果就这么好？我想关键是我针对她这个病发病的病理因素用了大剂金钱草，这个经验来源于王幸福（网名"古道瘦马"）《医灯续传》一书的介绍。王幸福老师说金钱草是反流性胃炎的克星，治疗方法也很简单，只用一味金钱草泡茶喝，大概一星期见效。我结合辨证施治用药，效果更为快捷。如果碰到不方便煎药的患者，还是用王老师的泡茶法更为方便。王老师介绍金钱草治疗胆汁反流性胃炎的机制是通过促进肝细胞分泌胆汁，使奥迪括约肌松弛并排出胆汁而取效的。

3. 金钱草治疗输尿管结石案

韩某，男，55岁。患者是我所在中医馆的司机，2014年9月的一天忽然出现尿频、尿痛、淋沥不畅，并伴有右下腹的疼痛。我检查发现没有发热，墨菲点无压痛，怀疑是尿路结石所致，诊断为石淋。结合舌淡红，苔薄黄，脉弦紧，考虑为湿热型，予清热通淋，导石下行，处方三金汤合八正散加减：金钱草50克，海金沙15克，鸡内金3克研粉冲服、白芍30克，木通10克，车前草20克，萹蓄10克，大黄10克，滑石30克，琥珀3克研粉冲服、川楝子10克，瞿麦15克，甘草10克。3剂，水煎服。要求患者去医院做B超检查以确诊并了解结石的位置和大小。三天后复诊，B超检查显示右下输尿管第三狭窄处有一直径9毫米×7毫米的光亮点，右输尿管有积水，西医要求做超声碎石，被患者拒绝。输尿管结石的诊断明确，结石较大，幸好位置较低，还是很有可能用中药排出的。患者服药后腹痛有所减轻，但尿血明显。修改处方：金钱草60克，海金沙30克，鸡内金10克，琥珀3克（研末冲服），车前草30克，白茅根30克，川牛膝30克，乌药10克，白芍30克，路路通10克，石韦10克，滑石30克，甘草10克。7剂，水煎服。要求患者服药后再紧接着喝250毫升水，半小时后进行蹦跳运动。服药三剂，腹痛消失，小便变清，淋沥涩痛感大减，继续服完药物，症状全消，但未见结石排出，故来问是否还要继续吃药。我见患者已经没有症状，虽然没有看见或者感觉到排石，估计石头可能没有了，建议再去医院复查B超，复查结果输尿管和膀胱都没有看见结石，痊愈。随访到目前为止症状也一直没有再发作。

金钱草是治疗结石的专药，大家都会用，没什么稀奇。一般认为结石大于10毫米就无法用中药排出了，需要做手术或者用超声波碎石。本例结石较大，已经接近10毫米的上限，并已出现积水，幸位置较低且患者体质较好，所以我借鉴以往治疗结石的总攻疗法，用大剂金钱草为主药，配海金沙、鸡内金化石碎石，白芍、甘草缓急止痛（松解平滑肌痉挛），白茅根、琥珀、石韦止血通淋，滑石、牛膝导石下行，乌药、路路通理气活血。辅助以大量喝水，冲刷尿路，蹦跳运动助石下行，几天之内使结石消于无形。方中金钱草是结石专药，鸡内金善于化石，白茅根凉血止血，白芍甘草是缓急止痛的专药专方，这几种药物均重用，效果不错。

4. 薏苡仁治疗脚抽筋案

本案患者是我老家亲戚朋友的母亲，到现在我都不知道她的姓名和具体年纪，大概50多岁，也是电话问诊，微信发来舌头的照片。2014年9月份，老家亲戚给我打电话说有一个好朋友的母亲病了，希望我能给看一下，随后就将电话交给了患者。患者说两腿抽筋几个月了，当地的医生开的药都不管用，现在越来越厉害，走路都费劲，抽筋时小腿不能伸直，一阵阵发作，无浮肿。平时胃口不是太好，口不渴，大便不成形，舌质淡红，舌苔白厚腻。考虑为湿邪阻滞，经脉不畅。处方：薏苡仁60克，苍术20克，木瓜30克，蚕沙15克，伸筋草30克，白芍30克，甘草5克，怀牛膝15克。嘱先服五剂，如有效可以再服五剂。结果，患者服完五剂后抽筋明显减轻，继服七剂症状消失，痊愈。半个月后赴台湾旅游，行走于台北市区、日月潭、阿里山之间，步履正常，尽兴而归。

薏苡仁，《神农本草经》说"主筋急拘挛，不可屈伸"，可见薏苡仁最早发现的功效就是用来治疗筋急拘挛的。本例患者小腿抽筋，最主要的伴随症状是纳差、口不渴、大便不成形、舌苔白厚腻，提示脾虚湿盛，故重用具有缓急舒挛、健脾祛湿作用的薏苡仁为主药，配合转筋专药木瓜，舒筋活络的伸筋草，缓急止痛专方芍药甘草汤，这几种药物都具有缓急止痛作用，故用量较大，再配以芳化祛湿的苍术、蚕沙，引药下行的牛膝，全方药简力宏，直达病所，取效快捷，仅仅12剂药就使疾病痊愈。

5. 葛根治疗颈椎病案

何男，63岁，2014年10月30日初诊。患者述每天早晨起床不能从左侧起身，否则就会头晕，左颈项不适，遇风寒加重。平素易出汗，畏风寒，夜尿多（3～4次），纳可，大便正常，舌胖大边有齿痕中有裂纹，苔薄白，脉弦缓。既往体检有轻度血糖、尿酸升高。诊为脾肾阳虚，营卫失调。处方：桂枝15克，白芍20克，葛根60克，炙甘草10克，黑顺片10克，黄芪30克，白术15克，防风10克，仙茅10克，淫羊藿15克，益智仁15克，巴戟天15克，生姜10克，大枣15克。7剂，水煎服，每日2次。7天后患者按时来复诊，面带喜色，说服了你的方后，全身温暖舒适，畏寒明显减轻，出汗减少，夜尿也减少到2次，就是头昏还是厉害，只减轻了一点点。观其舌脉如前，药已中的，原方黑顺片加至15克，另加覆盆子15克，继服7剂。11月18日三诊，头已不昏，颈项不适轻微，每天早上活动一下可以消失，腰酸痛，夜尿1次，舌淡暗，苔薄白，脉右关弱，左沉细。处方：黄芪60克，赤芍15克，川芎10克，当归30克，地龙10克，细辛5克，生姜10克，大枣15克，木通6克，桂枝15克，杜仲15克，川断30克，益智仁15克，台乌药10克，覆盆子15克，桑寄生15克。5剂，水煎服。后患者来要求开膏方调养，以前的症状基本都消失了。

本例病人的主诉是头昏，结合他的年龄当时首先想到是不是高血压引起的，但病人说血压一贯不高，马上测血压也排除了高血压。其次考虑就是颈椎病了，所以就围绕颈椎病的情况问诊，结果病人告诉有颈项不舒的症状，按压后项部确实有紧张感和压痛，并说早晨起床不能从左侧起身的情况。综合全身症状阳虚表现比较明显，治疗必须温阳益气，调和营卫，所以选用桂枝加葛根汤合玉屏风散、二仙汤加减。因其颈项挛急的症状，故重用葛根60克。葛根治疗项背强痛始于《伤寒论》，《伤寒论》14条："太阳病，项背强几几，反汗出恶风者，桂枝加葛根汤主之。"31条："太阳病，项背强几几，无汗恶风，葛根汤主之。"14条是桂枝汤证基础上出现了项背强几几的症状，用桂枝汤加葛根以解肌生津舒筋，31条是类似麻黄汤证的基础上也出现了项背强几几的症状，用葛根配麻黄、桂枝解肌舒筋。在这两个方中，葛根用量都是四两，用量最大最重，是方中的主药，后世因此将葛根作为针对项背强痛的专药，只要临床见有项背强痛的症状就可以重用葛根来治疗。我在临床依此累用累效，葛根最大曾用到120克，本案就是其中取效之一例。

6. 蒲公英治疗慢性胃炎幽门螺杆菌感染案

王女，38岁。患者是浙江温州人，2012年4月来深圳参加一个活动遇见我，她就向我咨询说，她患慢性胃炎已经10来年了，西药的三联疗法、中药等都吃了很多，症状时好时坏，每年体检幽门螺杆菌检查都是阳性，你有没有什么办法？我说你的病没有治愈的根本原因就是幽门螺杆菌感染没有控制，只要完全杀了幽门螺杆菌，你的病就可以好。病人说我都吃了好多抗生素了，为什么还杀不死？我说，有可能是那些抗生素都已经耐药了。病人又问，那就没办法了吗？我说有办法，我给你用中药专药专杀幽门螺杆菌，你只要坚持吃一段时间就可以转阴。病人说，那么好，那赶快给我开方吧。我就当即写了蒲公英100克，每天开水泡当茶喝，连用两个月。患者拿到处方很疑惑地望着我，就一个药，这么简单，能行吗？我说，试试就知道，反正很便宜，也不难喝。2个月后你再查幽门螺杆菌，看什么情况。2个月后，患者拿着胃镜检查单兴冲冲地找我，只见报告上写着：胃黏膜正常，HP⁻（幽门螺杆菌阴性）。

蒲公英治疗幽门螺杆菌感染有显效我已记不清是在什么书还是中医杂志

上看到的，由于这种病人很多就有意在临床中试验，果然效果很好。蒲公英性味苦甘寒，清热解毒，善于消痈散结。《本草新编》说："蒲公英，至贱而有大功，既能泻火，又不损土，可以长服久服而无碍。"在清热解毒药中是一味疗效好又不伤正较为平和的药物，我在临床常大剂量使用。用于幽门螺杆菌感染既可以单用，更多的是加入辨证施治的复方中，久服没有发现任何副作用，值得推广。

7. 鸡屎藤治疗小儿积滞案

许女，6岁，2014年5月由妈妈带来就诊。妈妈说我这个小孩不爱吃饭，人瘦得很，咳嗽也有2个多月了，吃枇杷止咳露、蛇胆川贝液等也没有效果，你给看看。我问，以前是不是喜欢喝冰冻饮料、冰激凌、各种零食之类的？妈妈说是的，但现在已经不让她吃了。再仔细了解到，小孩虽然不爱吃饭，每餐只能吃一小碗，但喜吃油炸香口的东西，平时出汗较多，精力较差，经常喊累，大便干结，2～3天解一次，咳嗽以晚上和早晨较多，痰白色，舌淡红苔白腻，脉滑数，按压腹部有膨胀感。考虑为脾胃虚弱，痰湿积滞，用六君子汤加味。鸡矢藤20克，党参10克，白术10克，茯苓10克，焦三仙各8克，使君子10克，炙甘草5克，法半夏8克，陈皮10克，紫菀8克，款冬花8克。三剂，水煎服。三天后复诊，咳嗽已经好了，精力也有好转，大便还是干结，舌苔厚腻稍退。续方：鸡矢藤30克，白术30克，枳壳10克，焦三仙各10克，使君子10克，鸡内金6克，扁豆10克，陈皮6克，薏仁15克，甘草5克，炒莱菔子10克。五剂。电话随访一个月，患儿妈妈说服完5剂药后，吃饭能吃一碗了，大便通畅，基本上每天解一次，人也长胖了些。

小儿厌食现在比较多见。由于独生子女多，生活条件较好，娇生惯养，平素肥甘厚味，零嘴偏食，烧烤冰冻食物肆意恣食，造成了很多儿童慢性消化不良，其主要表现就是厌食便结，肢瘦腹大。从中医角度看，基本上属于积滞内停，有的兼有脾虚。本案患儿开头还有咳嗽，这种咳嗽也是食滞导致，单纯治咳效果不佳。我首先根据她有精力差、易汗出的脾虚表现，又有腹大肢瘦、厌食便结的积滞症状，健脾与消食并治，重用鸡矢藤。在咳嗽和脾虚好转后，重点进行消食导滞，虽然仅仅服药8剂，但取得了不错的效果。

鸡矢藤，又写作鸡屎藤，因其叶揉烂有似鸡粪臭味，故名。鸡矢藤治疗疳积来源于民间验方，可以研粉冲服，也可以入煎，有健脾消食，行气消胀的作用，凡见小儿厌食腹大，属于积滞内停的皆可用之。如果单用需服用较长时间，也可以配合鸡内金、焦三仙等其他消食药同用。

临床常用专药

⊙ 常用专药排行榜

这一部分是我收集整理的部分专药，多数我在临床上验证过，供读者参考。

鼻渊专药	辛夷、苍耳子
头痛专药	川芎
项背强痛专药	葛根
肺痈专药	鱼腥草、金荞麦
肺癌专药	泽漆
乳痈专药	蒲公英
下乳专药	穿山甲、王不留行
回乳专药	麦芽、芒硝（外用）
肠痈专药	红藤、败酱草
痢疾专药	黄连
便秘专药	大黄

梅毒专药	土茯苓
痛风专药	土茯苓、萆薢
转筋专药	木瓜
膏淋专药	萆薢
结石（泌尿、肝胆）专药	金钱草
黄疸专药	茵陈
呃逆专药	柿蒂
排脓专药	皂角刺、穿山甲
痉病（抽搐）专药	全蝎、蜈蚣
救脱专药	人参
回阳救逆专药	附子
开窍专药	麝香
心律失常专药	苦参、甘松
接骨续筋专药	自然铜
瘿瘤瘰疬专药	海藻、昆布
瘿瘤专药	黄药子
反流性胃炎专药	金钱草
胃下垂专药	枳实
肝炎专药	田基黄、垂盆草
肌肉痉挛专药	薏苡仁
蛇伤专药	半边莲、蚤休
杀阿米巴原虫专药	鸦胆子
杀幽门螺杆菌专药	蒲公英
疮痈排脓专药	皂角刺、穿山甲
骨鲠专药	威灵仙

疳积专药	鸡矢藤
驱杀蛔虫专药	使君子、苦楝皮
驱杀绦虫专药	槟榔、南瓜子、鹤草芽
驱杀姜片虫专药	槟榔

（华青　深圳市万众国医馆）

药用植物与历史名人

——《植物名实图考》阅读札记

◎ 洪 恂

清代嘉庆年间（1789– 1847 年），河南固始县出了一名著名的吴姓植物学家，名其濬（音 jùn），字瀹（音 yuè）斋，又字季深、吉兰，生于乾隆五十四年（1789 年），卒于道光二十七年（1847 年）。吴姓氏族是前清固始县"四大家族"之一，父亲吴烜，兄吴其彦曾任翰林、侍郎、顺天府（今北京）学政等官职。道光元年（1821 年）其父卒，道光五年（1825 年）母殁。吴其濬从小好学，21 岁时（1810 年）考中举人，28 岁时（1817 年）考中状元，先后任翰林院修撰、礼部尚书、兵部侍郎等职。以后又出任湖北、江西学政，湖南、湖北、甘肃、浙江、广东、云南、贵州、福建、山西等省的巡抚或总督，还兼任过盐政等高级官员官职，所以说他"宦迹半天下"。

吴其濬酷爱植物，每至一处，必搜集标本，绘制图形，并于庭院中培植野生植物。他历时七年，将其实地考察及经历所得之真知，写成《植物名实图考》一书，共计三十八卷，其中所收之植物共 1714 种，并有附图 1800 多幅。陆应谷在《植物名实图考》序中说：吴其濬"所读四部书，苟有涉于水陆草木者，靡不削（音 duān）而缉之。"道出了《植物名实图考》一书中汇集古人对植物认识的资料极为丰富。

我长期从事本草研究，在阅读《植物名实图考》的时候，不仅研究其中的植物形态特征等内容，进行药用植物辨识与考证，对其中的各类掌故还十分钟爱。沿着吴氏提示的资料来源去查找原文及相关记载，反复阅读，再仔细体会他在条目中阐述的见解，很有启发。初步感受到以下几点：①拓展读者的知识面，从各类古籍和民间传说等领域去了解古人对植物的认知、应用、研究和欣赏，有助于开阔眼界与思路。②由于多数掌故都具有较高或很高的趣味性和传奇性，让读者带着各自不同的心情去探索其中的奥妙，增强阅读的深度。③人们对有较深或很深印象的事物，往往不易遗忘，掌故中提到的植物也被记在心中，增加了对植物知识掌握的牢固性。如在植物学及其相关学科的教学中，适当使用掌故，能提高教学效果。④掌故中由植物引发的人和事，其中包含了很多人文知识，反映出古代的各种社会现象，读者可从中得到启迪和感悟，能震撼人们心灵的人和事往往会影响到某些读者的世界观、人生观、道德观、思想方法、生活理念甚至工作态度等等。由以上几点可知吴其濬重视在植物条目中收入相关的掌故，是对读者非常有益的举措。因为每一个掌故各有特色和内涵，每种植物有不同的美感与功用，每一位人物有不同的风度与品格，逐个探析他们，会给你带来美好的享受与心灵的快乐。

薏苡与马援

《植物名实图考》卷之一谷类"薏苡"条，记载东汉名将马援因薏苡受诽谤而蒙冤。雩娄农（吴其濬自称）曰："薏苡明珠，去瘴疠，而来蒌蓑（qi fei 比喻谗言），然服食几何，乃以车载耶？五岭间种之为田，余掷之庑砌，辄秀而实，非难植者。"短短的几句话，既说出了故事的情节，也说出了自己的感想。

故事来源于《后汉书·卷二十四马援列传》，其中有一个段落叙述了故事的全貌。原文为："初，马援在交趾，常饵薏苡实，用能轻身省欲，以胜瘴气。南方薏苡实大，援欲以为种，军还，载之一车。时人以为南土珍怪，权贵皆望之。援时方有宠，故莫以闻。及卒后，有上书谮之者，以为前所载还，皆明珠文犀。马武与於陵侯侯昱等皆以章言其状，帝益怒。援妻孥惶惧，不敢以丧还旧茔，裁买城西数亩地槁葬而已。宾客故人莫敢吊会。严与援妻子草索相连，诣阙请罪。帝乃出松书以示之，方知所坐，上书诉冤，前后六上，辞甚哀切，然后得葬。"

上述故事中的人物主角为伏波将军马援，植物主角为始载于《神农本草经》的传统中药薏苡。马援因薏苡而蒙冤，薏苡因马援而传播。东汉初年马援出征交趾（今越南中部）时常食薏苡，不但能健身，并能治疗瘴气，在使用中发现南方所产薏苡实大，是良种，故想带回中土作为种子，使中土的百姓也能吃到好品质的大薏苡，因此班师时装了一车带回来。可惜当时人不能理解，权贵们反倒怀疑他装回了珍稀宝物，虽观望此事，但当时皇帝很重视马援，他们不敢明言。建武二十四年，马援已六十二岁，自请出兵。率中郎将马武、耿舒等人领兵四万余人征五溪。进军时马援欲从壶口而入，耿舒欲从充道而进，皇帝同意了马援的路线。但进军后因水疾，船不得上，又逢暑热，被困，士兵多疫死，马援自己也病了。这时耿舒通过其兄耿弇上奏皇帝说马援用兵不力。皇帝派梁松到军中责问马援，并任监军。松对马援宿怀不平，过去马援生病时，松前来下拜问候。马援自认为是他父亲的朋友，故未答礼，松因此记恨在心。这次马援出师失利，不久即病死军中，松就乘机将一车薏苡说成一车明珠文犀，上书皇帝对马援进行栽赃陷害，马武、侯昱等也上书说此事，皇帝大怒，追收了马援的新息候印绶。马援亲属不敢将他葬入旧茔，只能草草埋葬了，亲戚好友也不敢来吊唁。其侄马严与其妻子用草绳捆住连在一起，到皇帝面前请罪，皇帝取出梁松诬告的奏章，才知道马援被诬陷了，再上书诉冤，辞甚哀切，前后六次，才得安葬。这一因将薏苡说成明珠诽谤他人的大冤案，被后代数位大诗人写入诗句中，如唐代杜甫曾写道："稻粱求未足，薏苡谤何频。"白居易曾写道："侏儒饱笑东方朔，薏苡谗忧马伏波。"清代朱彝尊写道："梧桐夜雨词凄绝，薏苡明珠谤偶然。"薏苡的果实和珍珠在大小、形状、色泽上虽稍有相似之处，其实差异甚大，别有用心的小人蓄意颠倒黑白，用以诬陷忠良，故称为"薏苡明珠"之谤，现在'薏苡明珠'已成为代表被谤蒙冤的成语，广泛流传使用。

吴其濬在收载这一掌故的同时，也表述了自己的感想，他认为当时人们食用薏苡的并不多，且在湖南、江西、广东、广西等地都在大田中种植。他自己曾将薏苡种子撒在房屋周边的花坛中，即能开花结实，可见是很容易栽种的。对这种易得到的物品为何要用车载呢？马援因载了一车之多而遭来谗言诽谤，他甚有惋惜之意。但笔者认为，马援载回的不是实小的薏苡而是良种，传播良种是利国利民的好事，是值得做的，因此并不遗憾。《中国植物志》禾本科薏苡属收载了颖果大，长圆形，长 5～8 毫米，宽 4～6 毫米，厚 3～4 毫米，果实饱满，淀粉含量高，适宜食用的种仁，中文名定为薏米，拉丁学名为 *Coixchinensis* Tod. 拉丁异名为 *Coixlacryma-jobi var. ma-yuen*（Roman.）Stapf 这一拉丁异名中的变种名："ma-yuen"就是为了纪念马援将军，中文名称可译为"马援薏苡"，或"马援薏米"，可见植物分类学家在定名时没有忘记马援的功绩。《中华本草》和《中华人民共和国药典》2010 年版等书的"薏苡仁"条，原植物薏苡所用拉丁学名的正名与上述异名相同，说明中医药学家及农学家等相关学科的专家也都怀念马援传播良种的善举，做了对百姓有利的事，历史会永远记住他。

在人们怀念马援功绩的同时更加深了对薏苡的喜爱，因为薏苡的种仁是药食两用佳品。在药用方面，古今中医药书籍都有详细记载，功能利水渗湿、健脾止泻、除痹、排脓、解毒散结。用于水肿、脚气、小便不利、脾虚泄泻、湿痹拘挛、肺痈、肠痈、赘疣、癌肿等症。通过多年研究已知薏苡种仁中含有多种活性成分，主要有：薏苡仁酯、三酰甘油类、脂肪酸类、内酰胺类、薏苡内酯、糖类、甾醇类、三帖类等化合物。这些活性物质具有解热、镇痛、镇静、抗炎、免疫调节、降血糖、降血脂、抗病毒、抗肿瘤等方面的药理活性。近年对抗肿瘤作用的研究报道较多，以薏苡仁油为原料制成的康莱特注射液已用于临床癌症的治疗。在食用方面，因含有丰富的营养成分，早就被古人作为美食，如宋代诗人陆游对薏米写过这样的诗句："初游唐安（今四川崇安市境内）饭薏米，炊成不减雕胡美。大如芡实白如玉，滑欲流匙香满屋。"对薏苡仁白、滑、香的特点都描述得非常生动。现在制作的药膳种类更多，如将薏苡仁、橘皮适量与大米同煮成粥，能疏肝理气。又如用黄精25克，莲子30克，薏苡仁50克，先将黄精煮汁去渣，再加莲子、薏苡仁同煮成汤，调味服用，可补中益气，清心健脾。也可将种仁磨成粉加入面粉中制成糕点食用。马援常食的薏苡已成为临床上的常用药物，作为保健食品也进入了寻常百姓家。

由于薏苡仁的使用量逐渐增大并要求含有一定量的有效成分，因此，选育产量高且品质好的新品种显得十分需要。2013年沈宇峰等报道浙江省中药研究所已选育成产量高、三酰甘油含量高、抗倒伏、适应性强的新品种"浙薏1号"，适宜在浙江省低海拔地区推广种植。在"马援薏苡"这一良种的基础上已取得新的进展。

蒺藜与司马懿和诸葛亮

《植物名实图考》卷十一湿草类收载了蒺藜，据文字和图形考证与《中国植物志》蒺藜科蒺藜 *Triblus terrestris* L. 的特征完全一致。其果实为首载于《神农本草经》的传统中药。因果实有坚硬锋利的刺，《诗经》称之为茨，民间通称为刺蒺藜，利刺能伤人畜，因此蒺藜当道不可通行，必须绕道而走，古代又有"屈人""止行""旁通"等名称。

蒺藜的果实有利刺，能挡道，这一特点被古代兵家用作兵器。《植物名实图考》"蒺藜"条就叙述了司马懿在战场上巧除蒺藜果实的故事。文曰："《晋书》：蜀诸将烧营遁走，出兵追之。关中多蒺藜，军士着软材平底木屐前行，蒺藜悉着屐，然后马步得进，则此物盛于西北。"以上所述故事在《晋书·帝纪第一宣帝》中有详细记载（宣帝即司马懿，其孙晋武帝司马炎即位后，尊祖父为宣帝）。故事发生在魏青龙二年，诸葛亮率兵十余万出斜谷，西上五丈原，与魏军对垒。双方对垒百余日后，诸葛亮病死，蜀诸将烧营逃走，百姓奔走相告，司马懿出兵追击。诸葛亮的长史杨仪回军展旗鸣鼓，像要与司马懿对抗。这时司马懿认为蜀军已是穷寇，并未追逼，杨仪便结阵退走了。司马懿不追的主要原因是对诸葛亮是否真死了心有疑虑，第二日便亲自到诸葛亮留下的营帐中去巡视，"观其遗事，获其图书、粮谷甚众"。从遗留下的文书、器物分析，诸葛亮必定是死了，并称他为天下奇才，决定急速出兵追赶。出发前想到关中多蒺藜，能伤人、马之足，立即使士兵二千人穿软材做成的平底木屐在前面走，蒺藜果实黏在木屐上被带走，然后大队步兵、骑兵一齐顺利前进，追到赤岸，从百姓口中证实诸葛亮确实死了。这时蜀军已撤退。由上述故事可知，为将者不但要上知天文，下知地理，还要知道有关的风土人情，就是小小的野生杂草蒺藜，也要知道他的分布、特性，在作战时用作兵器。在蒺藜的应用和清除过程中显出双方主帅的才智，被载入史册，成为千古佳话。

有文献中认为杨仪所用蒺藜不是植物蒺藜的果实，是铸铁打造成的铁蒺藜，若是铁蒺藜，则应在诸葛亮去世前已经打造了，并向杨仪传授了如何使用的锦囊妙计，保证他死后也能阻碍魏军快速追击，争取到安全撤出战场的时间。查阅古代相关书籍，现代多数人认为成书于战国时代的《六韬》中已有关于铁蒺藜的记载，《六韬》卷四"虎韬"载："狭路微径，张铁蒺藜，芒高四寸，广八寸，长六尺以上，败步骑。"推知诸葛亮熟读兵书，吸收了前人的经验并在实战中加以应用，对后代蒺藜兵器的发展也产生了影响。其后《隋书》《五代史》《太平御览》《尔雅翼》《武经总要》《宋史》《明史》诸书均有关于铁蒺藜使用或制造的记载，形式也逐步多样化，如制成蒺藜枪、蒺藜绳、蒺藜牌、蒺藜筒等，从用于防御到用于进攻，从在陆地应用到在水中或船上应用。北宋杀伤性火药发明后，引发了军事武器的革新，借助火药的威力，制成蒺藜火球、蒺藜炮等，在战场上发挥了更大的威力。我国历史上的一些著名将领，如宋代名将韩世忠、扈再兴，明代名将戚继光都有使用铁蒺藜兵器成功的记载。直到抗日战争、解放战争中还可见到用铁丝网作为防御工事，铁丝网上挂满了铁蒺藜，可见铁蒺藜使用时间之长。

铁蒺藜的产生源于植物蒺藜，是仿照蒺藜果的形态和功能制成的。是古代人们在生活中受到蒺藜刺的伤害后，根据蒺藜刺锋利的原理打造出来的防御工具。相传春秋时代鲁国的建筑工匠鲁班，受到茅草叶片两侧锋利的锯齿能拉伤手指的启发，发明了木工锯。以上两例都是向植物学习来的仿生行为。说明中华民族在两千五百多年前的春秋、战国时代就有了仿生思想和实践，善于从大自然中得到启示，寻找出创新之源，并有所发明。与现代仿生学的定义完全一致。

1960 年秋在美国召开的第一次仿生学会议上，把仿生学定义为："研究生物系统，制作模拟其卓越功能装置的科学技术领域。"与我国两千五百多年前已经产生和应用并不断发展的仿生行为不磨而合。《植物名实图考》中的"莎草"条有以下记载："是以圣人观蛛蝥而结网，见飞蓬而制车，其师万物也，乃师造物也。故曰：天时有生，地利有宜，人官有能，物曲有利。"说明我国古代的智者早就重视以大自然中的万物为师，万物是智慧和创新的源泉，仿生成了生物和技术之间的桥梁，仿生学也就成为现代技术发展的途径之一，因此受到全世界的重视，成为热门学科。我国近年举行的220次香山科学讨论会，就以"仿生学的科学意义与前沿"为主题。当前面临着一个高度重视创新的时代，我们更应该珍惜中华民族善于向大自然学习的优良传统，把握21世纪国际仿生学发展的方向和前沿，加强原始创新研究，开发出在科学技术原创上有影响的成果，为国家经济发展作出巨大的贡献。

青囊

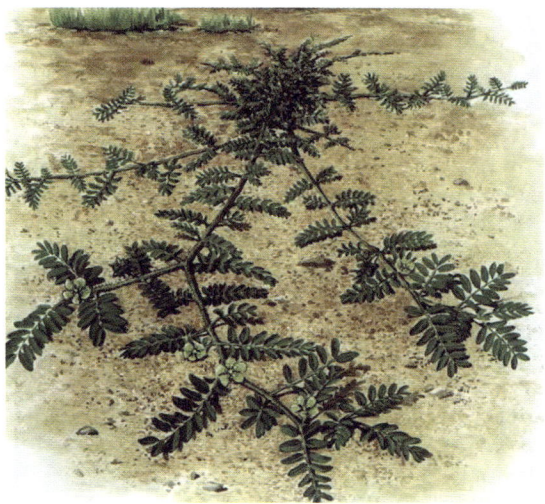

图33：蒺藜植株全形

从阅读《植物名实图考》中有关蒺藜的掌故开始，延伸查阅了铁蒺藜兵器的起源、制造、应用和发展的相关资料，再浅读了一点有关仿生学的报道，增加了知识也开阔了思路，对延伸阅读更有兴趣，因此认为《植物名实图考》以植物为载体，选载了与植物相关的各类资料，内涵丰富多彩，确实是一部趣味性和人文色彩浓厚的科学著作。

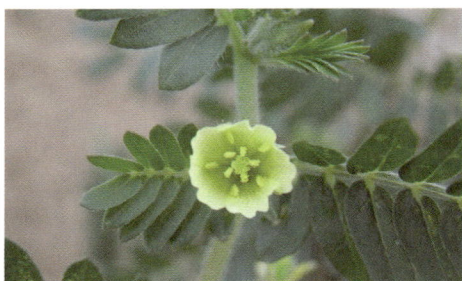

图 34：蒺藜带花的茎叶

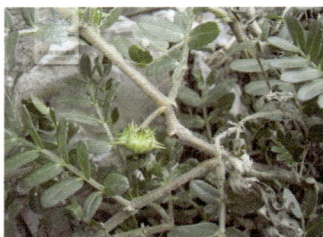

图 35：蒺藜带果实的茎叶

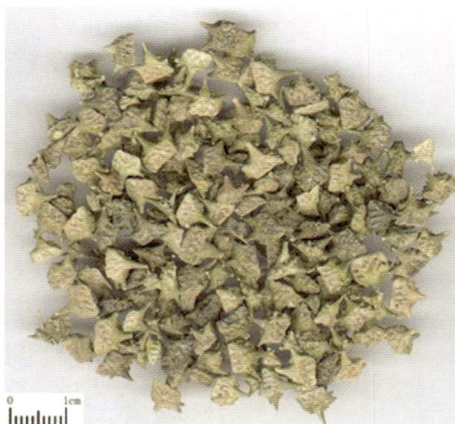

图 36：蒺藜药材（果实）

芜菁、二月蓝与诸葛亮

《植物名实图考》中提出"诸葛菜"这一名称的有两条,其一是出现在卷之三蔬类"芜菁"条,记载云:"芜菁,《别录》上品。即蔓菁。昔人谓葑、须芥、蘴、芜、荛、芜菁、蔓菁七名一物。蜀人谓之诸葛菜。"说明"诸葛菜"这一名称是芜菁的地方名。其二是出现在卷之六蔬类,以正名记载的"诸葛菜"。吴其濬在叙述其产地、特征之后云:"沦(音 yuè)食甚滑,细根,非蔓菁,一名诸葛菜也。"说明此卷所记的"诸葛菜",不是卷之三的芜菁,而是另一种植物。

"诸葛菜"这一名称从古代文献记载中可以看出与三国时代的政治家、军事家诸葛亮有关。宋代唐慎微撰《重修政和经史证类备用本草》卷二十七"芜菁及芦菔"条载:"《刘禹锡嘉话录》云:诸葛亮所止,令兵士独种芜菁者,取其才出甲可生啖一也;叶舒可煮食二也;久居则随以滋长三也;弃不令惜四也;回则易寻而采五也;冬有根可劚(音 zhú)而食六也。此诸蔬属,其利不亦博以。三蜀之人,今呼蔓菁为诸葛菜,江陵亦然。"文中说明诸葛亮出征时令士兵种芜菁,并指出芜菁的六个优点。

蜀人呼芜菁为诸葛菜在唐代已有记载。吴其濬在"芜菁"条中还引袁滋《云南记》载:"嶲州界缘山野间有菜,大叶而粗茎,其根若大萝卜。土人蒸煮其根叶而食之,可以疗饥,名之为诸葛菜。云武侯(诸葛亮)南征,用此菜莳于山中,以济军食。"作者袁滋为唐代官吏,唐德宗贞元间(公元785–805 年间)被派为册南诏使,著有《云南记》5 卷,其中有诸葛菜名称和特征的记载,从年代推算应早于《刘禹锡嘉话录》。证明自诸葛亮种芜菁充军粮起,民间即称之为诸葛菜了。吴其濬在看了《丽江府志》后知道了食芜菁之法,诸葛亮种芜菁作军粮,民间也以此为蔬食,夏种冬收,户户晒干囤积,贮为一年之粮。因芜菁耐寒,割而复生,又称为复生菜。吴氏由黔

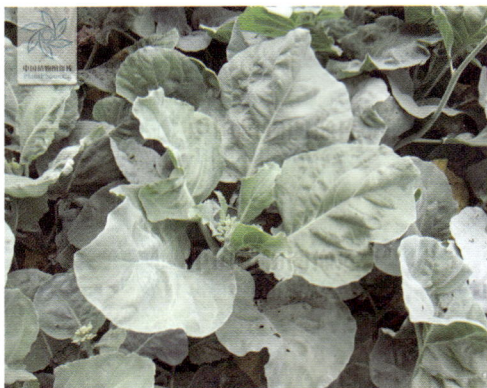

图 37：芜菁幼苗

入滇，见园中种芜菁，睹物有感而作《诸葛菜赋》。赞美芜菁在极苦寒的环境中"向阳舒蔓，""耐冬不萎，踏雪复生"，赞美诸葛亮出征时"麾羽扇以经营，拄杖筇（音qióng）而布置"，"釂玉根兮芳肥，提筥篮兮襭（音 xié）捋，""数声蛮鼓，士饱马腾；万灶寒烟，香升翠泼"。芜菁为诸葛亮出征作出了奉献，也留下了诸葛菜这一美名，更因《植物名实图考》中载入《诸葛菜赋》这篇美文而名垂千古。现代植物学专家考证《植物名实图考》记载的芜菁与《中国植物志》十字花科芸苔属芜菁（*Brassica rapa* L.）一致。应为诸葛亮所种"诸葛菜"的原植物。

《植物名实图考》卷之六又收载另一条名为"诸葛菜"的植物，据所述根细、春

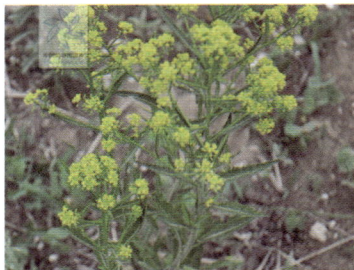

图 38：芜菁花序

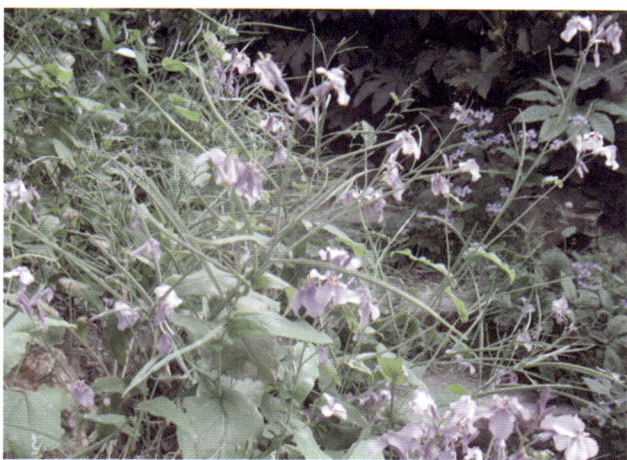

图 39：二月蓝带花、果的地上部分

初开四瓣紫花等特点及附图形态与芜菁对比，绝不是诸葛亮所种有块根能晒干囤积的诸葛菜。为什么要称它为"诸葛菜"呢？可能与古代文献记载名实不清、解读不一有关。吴其濬在该条中引用了古代文献有关记载，如《尔雅》：菲，蒠菜。《郭注》：菲草生下湿地，似芜菁，华紫赤色，可食。陆玑《诗疏》：菲似葍，茎粗叶厚而长有毛，三月中蒸鬻（音 zhōu）为茹滑美，可作羹。幽州人谓之宿菜。上述引文中出现"菲""蒠菜""葍""芴""宿菜"诸名称，到底是何哪一名称与"诸葛菜"有关呢？该条记载中又说："北地至多，皆生废圃中，无种植者。"说明是野生植物。该条记载中还说："不知何时误呼诸葛也。"可见吴其濬当时将这种野生植物称为"诸葛菜"也心存疑虑，也许是何时被误称了；也许由于《郭注》说："似芜菁"，因当时已知芜菁是诸葛亮所种之诸葛菜，与芜菁相似也就被称为"诸葛菜"了。

现代文献《辞海》中对"菲"的解释就有两说：一为芜菁类植物，一名"芴"，即"蒠菜"。《辞海》"蒠菜"条解释：蒠菜（Orychophragmus violaceus）一名"菲""二月兰"。即《植物名实图考》所称的"诸葛菜"，十字花科。一年生草本。叶羽状分裂。初夏开花，花淡紫色，总状花序。角果四棱柱形，有鸟喙状嘴。产于我国北部和中部。可供观赏，兼作蔬菜；种子榨油，可供食用。与现在《中国植物志》十字花科所收诸葛菜的拉丁名及特征完全相同。异名也称二月蓝。按《辞海》解释"菲"是芜菁类，又"菲"是葍菜，也就产生了同名异物的混淆现象。笔者认为现在应以实物为依据，并尊重历史记载和民间俗称，将两种植物的中名做合理调整。为避免混淆都不采用"菲"这个名称，而采用：①芜菁（*Brassica rapa* L.），又名蔓菁。②二月蓝（*Orychophragmus violacelus*（L.）O. E. Schultz），又名葍菜。二月蓝之"蓝"是因花为蓝紫色,故不用"兰"字，这样就不会将二月蓝误认为诸葛亮所种植的诸葛菜了。

近年由于二月蓝分布地区广，野生易繁衍，也易栽种，所以山坡、草地、公园、小区、校园中都可见到，如北京就有"天坛盛开二月蓝，古坛春色人气足"的报道，南京理工大学校园中成片的二月蓝成为每年春游一景，甚至有盆栽置于厅堂供观赏

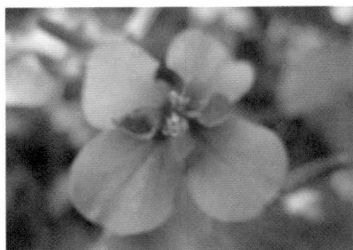

图40：二月蓝花朵

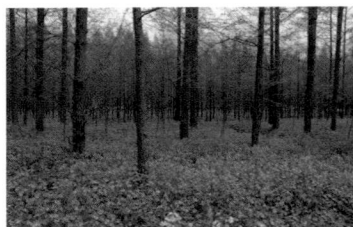

图41：树荫下二月蓝的盛花群落

的。人们在赞美花艳叶绿之时，常介绍他是诸葛亮种作军粮的植物，实在是同名异物产生的误会，要真正纠这一误会，只有用二月蓝作为正名，不再用《植物名实图考》卷之六所用的"诸葛菜"这一误称。希望能被有影响的植物专书和有关辞书所采纳，让后人知道芜菁是真正的诸葛菜，与二月蓝无关。

金莲花与金世宗（完颜雍）

　　《植物名实图考》卷之二十一"金莲花"条载：《山西通志》：金莲花一名金芙蓉，一名旱地莲。出清凉山。金世宗尝幸金莲川，周伯琦纪行诗跋：金莲川草多异花，有名金莲花者，似荷而黄。即此种也。这段文字展示了植物金莲花的异名、花的形态色泽、产地，也提出到了历史上曾受到元世祖忽必烈和清太宗皇太极赞赏，并被人们誉为"小尧舜"的金世宗，正是由于草原上一种无名野花群落与金世宗的不期而遇，开启了金莲花与其繁衍地金莲川的佳话。

　　追索资料可知，早在《入唐求法巡礼行记》卷第三中，就有关于这种野花的记载，作者是日本僧人圆仁。他于唐开成五年五月二十日巡礼五台山，发现了这种奇特野花的群落，生动并具体地描述了所见到的盛况："奇花异色，满山西开。从谷至顶，四面皆花，犹如铺锦，香气芬馥，熏人衣裳。人云：'今此五月犹寒，花开未盛，六、七月间，花开更繁'云云。"圆仁说出了群落的壮观奇景和香气浓郁袭人，还细说了开花时间和温度的关系，遗憾的是未说出他花的名字。

　　直到金代大定初年，金世宗至闪电河流域绵延数百里的草原游猎，策马来到曷里浒东川，巧遇满川耀眼的金色花朵正在盛开，如毯铺地，一望无边，幽香弥漫，沁人心肺。他被这浩渺壮观的植物群落震撼了，细观每朵花形虽

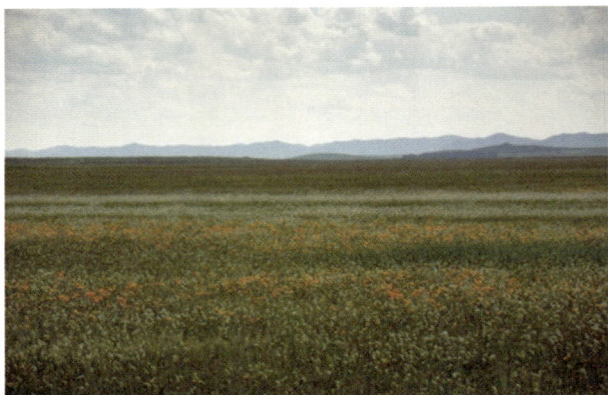

图 42：辽阔的金莲川草原

不大，确与莲花相似，因此联想到"莲者连也，取其金枝玉叶相连之义"，故称此种奇异之花为金莲花。地因花得名，遂改曷里浒东川为金莲川。金莲花和金莲花群落的美，让金世宗感受到了大自然的魅力，金世宗为金莲花和金莲川命名，从此更受到人们的关注。

大定八年，金世宗在金莲川建避暑行宫景明宫和扬武殿。他在位二十九年，至少有十年驻夏金莲川，时间是每年四、五月至九月，因为六至七月是金莲花盛开之时，由此可见他对金莲花和金莲川的钟爱。

其后忽必烈（元世祖）于元宪宗（蒙哥汗）二年（公元 1252 年）由漠北移驻金莲川，建立赫赫有名的金莲川幕府，征天下之名士而用之，一个文武兼备的政治集团在此形成。他接受了刘秉忠的建议，在桓州之东，滦河上游闪电河北岸的龙岗，建成新的草原都市开平，他就在此即了大汗位，称开平为上都，建立起北逾阴山，西及流沙，东尽辽左，南极海表，发达强盛的大元帝国。因此金莲川草原是元朝建邦立国的风水宝地。

从忽必烈开始，元帝国实行两都制，皇帝每年由大都（今北京）巡幸上都，从四月到八月，近半年的时间驻夏金莲川，来回两次行在驿路上。随行的官员中有不少文学家和诗人写下了华美的诗词，其中文彩、含意出众的如刘敏中所作《鹊桥仙·上都金莲》词："重房自拆，娇黄谁注。烂漫风前无数。凌波梦断几番秋，只认得三生月露。川平野阔，山遮水护。不似溪塘迟暮。年年迎送翠华行，看照耀恩光满路。"词的上半阕描写了金莲花形态之美，数层重叠的花冠和花蕊自然散开，展示其天然的娇黄色，使微风吹拂的草原上呈现出一派烂漫的奇景。河流两岸的金莲花群落经过多少春秋，仍然娇容依旧。词的下半阕描写了金莲川整体环境之美，金莲川平原辽阔浩渺，青山围护，绿水长流。每年金莲花如期开落。迎送皇帝来此巡幸，君臣同乐。

除上述美词外，再如蒙古族著名诗人乃贤所作《塞上曲》中有："乌桓城下雨初晴，紫菊金莲漫地生"的诗句。从中可以看出，当时从牛群头以北直到桓州这一段滦河上游的闪电河流域，南北百里之地皆遍生金莲花，足以证明金莲花群落之壮观和感人之深。

直至清朝的康熙大帝也对金莲花情有独钟。《热河志》记载："圣祖仁皇帝自五台移植山庄，有金莲映日之胜。"成为使金莲花由野生变家种的第一人，

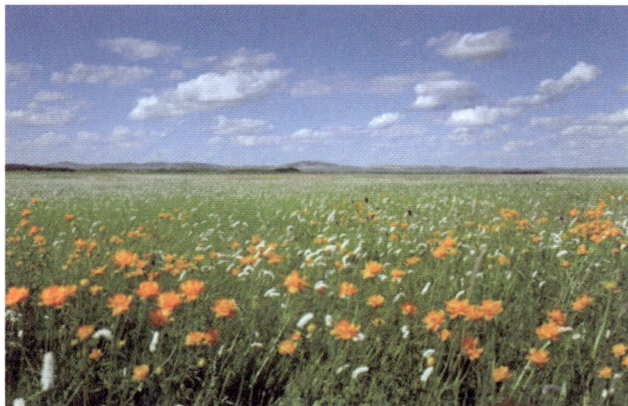

图43：金莲川草原一角的金莲花群落

197

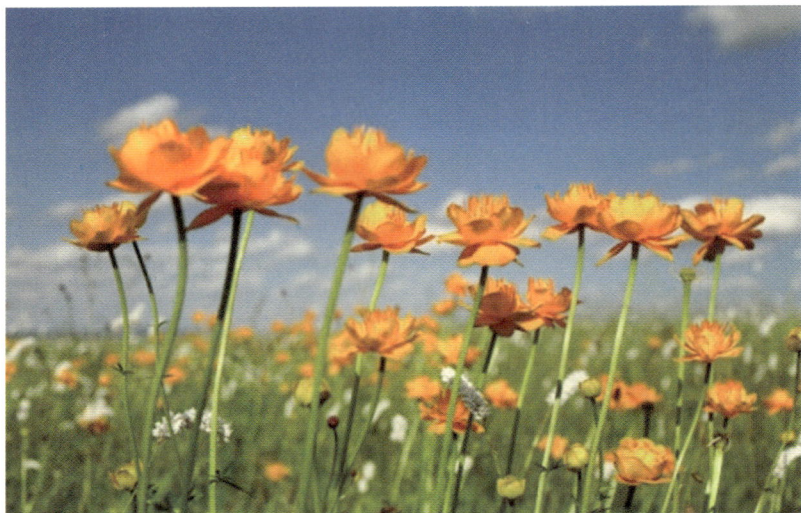

图 44：美丽的金莲花

还写下了五篇诗词，其中有："数亩金莲万朵香，凌晨挹露色辉煌。薰风拂槛清波映，并作芙蕖满院香。"

乾隆皇帝也为金莲花作诗十余首，并手绘了一幅写生画，他对金莲花的喜悦之情已由诗入画了。

直到现在，内蒙古金莲川仍是人们想往向往的旅游盛地，有数位网友撰文介绍了他们自驾游金莲川的感受，拍下了壮观的全景和花朵的特写。有报道说每年 7 月金莲花盛开之时，内蒙古正蓝旗均举办金莲花节，与中外友人共享金莲花和金莲川之美，感受草原文化底蕴之深。在此温馨和谐的氛围中，追索历史，自然想到为金莲花和金莲川留下千古美名的金世宗。

根据金莲花的特征和生境、分布考证，与《中国植物志》所载毛茛科金莲花 *Trollius chinensis* Bunge 完全符合。但《植物名实图考》卷之二十一"金莲花"条中所述："蔓生，绿茎脆嫩，叶圆如荷，大如荇叶；开五瓣红花，

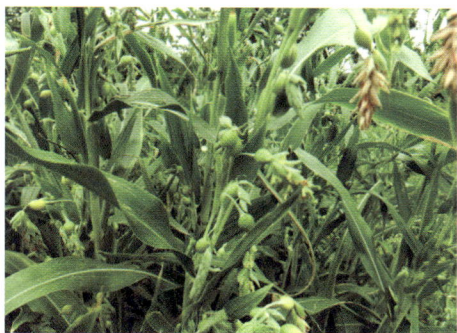

图 45：薏米植物形态图

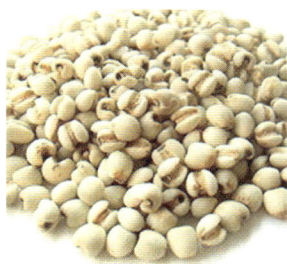

图 46：薏苡仁形态图

长须茸茸；花足有短柄，横翘如鸟尾；京师俗呼大红鸟"者，不是毛茛科的金莲花。根据吴其濬对茎、叶、花特征的描述考证，应为旱金莲科植物旱金莲 *Tropaeolum majus* L. 所附插图也是此种，故阅读时应注意将收载在同一条中的两种植物加以区别。

毛茛科的金莲花除公认为优美的观赏植物外，还是药食两用植物。花入药，《本草纲目拾遗》载："味滑苦，无毒，性寒。治口疮、喉肿，浮热牙喧，耳疼、目痛。煎此代茗。"现代研究已知金莲花中的化学成分主要有：黄酮类、芳香酸类和生物碱类。以黄酮类含量最高，包括牡荆素和红草素；芳香酸类包括藜芦酸、金莲花苷、原金莲酸、金莲酸等；生物碱类目前报道的仅有金莲花碱。药理研究报道，金莲花有抗炎、抗

青囊

199

病毒、抗菌、抗氧化等生物活性。

现在临床上已用金莲花治疗上呼吸道感染、咽炎、扁桃体炎等症。《中华人民共和国药典》2010 年版收录"金莲花润喉片"和"金莲清热颗粒"两种中成药。此外，还有"金莲花软胶囊"等剂型。

民间早有以金莲花泡茶饮的传说，如《五台山志》载："张寿庄云：五台山出金莲花，寺僧采摘晾干之，作礼物饷客，或入寺，献茶盏中辄浮一二朵，如南人之茶菊然，云食之益人。"清利咽热可服三花饮，用金莲花 3 克、金银花 3 克、菊花 5 克，洗净，加冰糖适量，开水浸泡 2 分钟。现在有大面积野生资源的地方，已生产金莲花茶出售。采收时要取开放 3 ~ 5 天的花朵，50℃人工烘干，总黄酮含量高，质量好。

沙蓬米与康熙

吴其濬在《植物名实图考》卷之一"东蓱"条收录了清圣祖康熙所撰《几暇格物编》中"沙蓬米"的故事。原文为：沙蓬米，凡沙地皆有之，鄂尔多斯所产尤多。枝叶丛如蓬，米似胡麻而小。性暖，益脾胃，易于消化。好吐者食之，多有益。作为粥滑腻可食，或为米可充饼饵、茶汤之需。向来食之者少。自朕试用之，知其宜人，今取之者众矣。

吴其濬为何将"沙蓬米"的故事放入"东蓱"条中呢？先来了解一下它们两者之间的关系吧。"东蓱"之名首见于唐代陈藏器所撰《本草拾遗》。《本草纲目》转引之，原文为：藏器曰"东蓱生河西，苗似蓬，子似葵，九月十月熟，可为饭食。河西人语曰：贷我东蓱，偿尔田粱。《广志》云：东蓱子粒似葵，青黑色，并凉间有之。"藏器又曰："子，味甘，平，无毒。益气轻身，久服不饥,坚筋骨,能步行。"对比康熙所书"沙蓬米"和陈藏器所书"东蓱"

的产地、形态、功用均相似，两者应为同一种植物。吴其濬在山西任职时曾看到东蘠生长茂盛的状态，并查阅《保德州志》，该书记载："保德产登相子，沙地多生，一名沙米，作羹甚美。"又查《天禄识余》转引《辽史》云："西夏出登相，今甘、凉、银夏之野，沙中生草，子细如罂粟，堪作饭。俗名登粟，皆东蘠也。"上述资料中所述"登相"，应为"东蘠"之音转。吴氏在观察实物并查到佐证的资料后作出结论说："然则今之沙蓬米即古东蘠。"故绘制植物形态图，并将康熙所写"沙蓬米"放入"东蘠"条中。上述资料中所称沙蓬米、沙米、登相子、登粟诸名，应为种子的名称，植物名称为东蘠、登相或沙蓬，清代查慎行著《人海记》一书中正名就称沙蓬。早在唐人诗句中也有"沙蓬"这一名称出现。如：骆宾王所作《边城落日》诗中就有："紫塞流沙北，黄图灞水东。一朝辞俎豆，万里逐沙蓬。"的诗句；又如纪唐夫所作《骢马曲》诗中有："连钱出塞蹋沙蓬，岂比当时御史骢"的诗句。从以上两诗的意境看，都去了北方并至塞外，可见连钱马所蹋沙蓬当生于北方沙漠地区。即《中国植物志》第 25（2）卷，藜科之沙蓬 *Agriophyllum squarrosum*（L.）Moq. 我国分布于东北、河北、河南、山西、内蒙古、甘肃、宁夏、青海、新疆、西藏。喜生长于沙丘或流动沙丘的背风坡上、沙丘间低地及干河床两岸，特别是水分条件较好且疏松的半固定沙丘上。

　　康熙为何如此关注生长于沙丘上的小草，只要你阅读一下他所写的《几暇格物编》就能感受到他是一个热爱探究事物原理的皇帝。该书以笔记的形式收载短文 90 多篇，约 20 万字，虽篇幅不大，但内容涉及自然科学的多个领域，包括天文、地理、古生物、植物、动物、医药等，每篇都有标题，专门论述一个问题。不以书本知识为满足，要尽量与实际相对照，通过调查、实验来判断真伪，发表自己的独到见解。他虽政务繁忙，日理万机，处理国家大事，闲暇之时对新鲜又感兴趣的事也认真研究，沙蓬米就是其中之一，除了解沙蓬米的产地、形态、功用外，还亲自去试用，证明其对人有益，

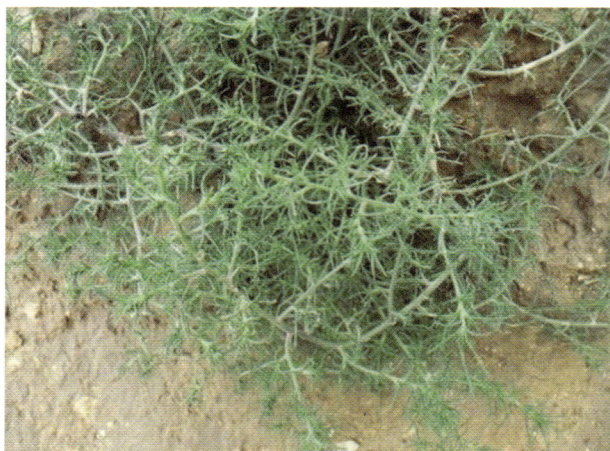

图 47 : 沙蓬植物形态

以便众多的人可以取用，更为难得。吴其濬在《植物名实图考》中录了沙蓬米的故事后，写下了自己的感言："仰见神武远敷，翠作所届，仰观府察，纤芥不遗。遂使穷塞小草，上登玉食，姒后菲饮，《豳风》勤稼，千载符节。"称赞康熙皇帝眼界高远，车驾所到之处，仔细观察周围的事物，细微的事也不遗漏，才能使荒野小草登上美食的层次，成为宫廷饮食，流传千古。《清史稿》中对康熙的评价中有："几暇格物，豁贯天人，尤为古今所未觏。"也是称赞康熙是爱探究事物原理、胸襟开阔、涉猎广博、能通达天意和民意的杰出人物，为古今所少见。吴其濬收录沙蓬米这一故事的宗旨，就是让人们了解康熙探索大自然、揭开大自然奥秘的精神，使大自然的宝藏为人们所利用。

随着社会的发展和科学的进步，近年对沙蓬和沙蓬米的研究逐步深化。如对沙蓬防风阻沙效能的研究；对沙蓬组织构造和显微鉴定的研究；对沙蓬种子生活力测定和休眠破除方法的实验；对沙蓬地上部分化学成分的分离鉴定；对沙蓬黄酮类和香豆素类化学成分的分离鉴定；对沙蓬籽的营养价值研究和利用等，均有文献报道。沙蓬米和沙蓬已成为药食两用资源。《中华本草》收载其种子药用，正名东廧子。功能健脾消食，发表解热，利水。《中华本草》蒙药卷收载其全草药用，正名沙蓬，蒙药名楚力格日。功能祛疫，清热，解毒，利尿。现在内蒙古和甘肃一些旅游景点推出特色名菜，如内蒙古阿拉善旗的沙米凉粉；甘肃民勤的羊肉沙米面等。有网友介绍了做羊肉沙米面的程序，沙米像粟米一样细，羊肉汤煮开了，下沙米，文火慢煮，米粒开花时放入面条，面条要擀得很薄，切得很细，起锅时用大碗盛，西北人吃东西就是豪放。康熙大帝和吴状元如能看到当代对沙蓬的深层研究和应用，一定会含笑称赞后代人的聪明与勤奋。在他们探索的基础上已前进了一大步。

（洪恂　南京中医药大学）

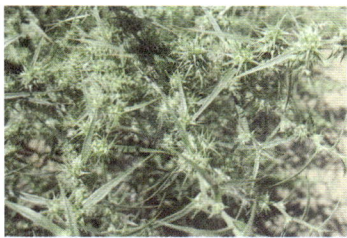

图 48：沙蓬带果实的植株

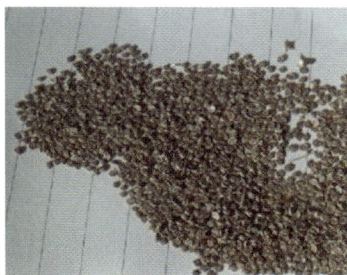

图 49：沙蓬米形态

青囊

金陵医星张简斋

⊙ 蒋龙魁

每当回忆起民国中医的那些往事，一位不能不提而又正在被今人逐渐淡忘的医林鸿鹄形象总会跃然浮现于我的眼前，他脸庞清瘦，身材矮小，右足微跛，但精神矍铄，眼神迥然而深邃，仿佛正在思索着如何遣方用药，也仿佛正在向我们这些中医后辈们无声地诉说着中国近代国医命运的跌宕与起伏，他就是与北京名医施今墨先生并驾齐驱，被誉为"南张北施"之称的"南张"张简斋先生（1880–1950，以下称简老）。

简老师承"孟河医派"①，又是"金陵医派"的创始人，他祖籍安徽桐城（其家族于简老出生前已迁居南京数代），三代行医，是民国时期名噪一时的国医大家，堪称当时中医界执牛耳者。他医德高尚，权贵官卿称赞他是"当代医宗"，而百姓则干脆直接送他一个"神医"的雅号；他异于常人，嗜好阿

---

① 孟河医派："孟河"是江苏常州市新北区的一个集镇，历史上出现了诸多较有影响的中医大家，最有名的是费、马、丁、巢氏四家，被冠以"孟河医派"，或称"孟河四大家"。除此以外，孟河还有法氏、沙氏等著名医学世家。

芙蓉①，能双手搭脉同诊三人，每天下午坐堂、深夜出诊；他既结交权贵，又思想进步，游刃于国共之间；他收入不菲，也关爱贫苦大众，常年坚持给贫苦患者免费送医送药；他一生颠沛流离，一举一动在当时都广为社会各界所关注。然而有关于他的一切也似乎都随他在香港的逝世而烟消云散，一个甲子以来鲜有人再提及。

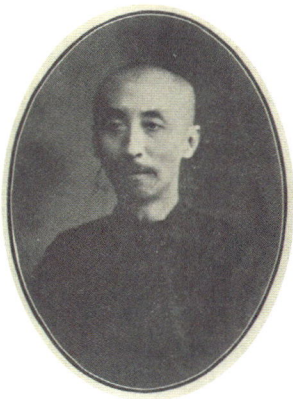

图 50：监事张简斋

年少曾醉心功名
不惑方蜚声医坛

简老家中兄弟三人，他排名行二，幼时因患足疾，致右脚微跛，但简老自幼就聪慧过人，尤善于博闻强记，其家中三代行医，师承于江苏著名的"孟河医派"，但在高手如林的金陵古城，张氏家族显得十分默默无闻，求诊者寥寥无几，生活也颇为清贫，全家常常以清粥果腹。好在其父张厚之秉承清白之家风，传授三子立身处世之道，家中书香气息颇为浓厚。张家虽世代行医，但简老年少时曾醉心功名，对

① 阿芙蓉：音译，就是鸦片。

代代相传的孟河岐黄之道并不倾心，十六岁时参加清朝科举考试，是清朝末代贡生，直到 1905 年清廷废除科举，简老方如梦初醒，至此才在其父张厚之的点拨下全身心地投入到精研岐黄之术、传承家学中去。时年简老虽已年方二十有五，好在他聪颖过人，又善举一反三，且年少时在父亲的熏陶下也有一定的国医底子，在精读《黄帝内经》《伤寒杂病论》等中医典籍后，随即伴父侍诊，短短几年时间，已深得孟河岐黄之真传，且搭脉极其准确，大有"青出于蓝而胜于蓝"之势，张氏家族都明白，家中即将走出一位前途无量的儒医大家。但因于简老家父诊所在城南古街深巷之中，又没有什么名气，求诊者甚少。

时光如梭，在无名与清贫之中，简老已 45 岁，本以为按照正常的轨迹，他的行医生涯会像金陵古城中众多无名的郎中一样平淡无奇下去，直到终老，可幸好，命运终究还是眷顾了他，1925 年春夏之交，南京地区突然爆发了一场大瘟疫，百姓暴毙者无数，彼时开府南京的东南五省联军总司令孙传芳慌了手脚，调动一切力量抗击瘟疫。当时金陵城内的几大名中医家也积极投身救治，均用清凉之剂予以治疗，但收效甚微，鼓楼医院（美国教会主办）里多位知名西医以及上海、苏州等多地的美国医生也全力参与，但无奈疫情着实凶猛，金陵古城每天都要死人逾百，家家寿材店的生意都好得出奇，古都金陵危在旦夕。

机遇总是留给有准备的人，就在大家都束手无策之时，简老自告奋勇，挺身而出，在城南三山街坐诊，以小柴胡汤为基础，另辟蹊径的采用辛温宣散之法抗击瘟疫，竟使很多患者沉疴立起，很快康复。金陵中医界为之轰动，绅商各界紧急筹资采购小柴胡等中药材几十石，统一交予简老监制，"泰和生号"等十几家中药店在简老的指点下日夜赶制抗疫汤剂，奋战月余，终于控制了疫情，古都转危为安。在这场抗击瘟疫的斗争中，简老名声大振，瞬时被尊称为"南京二张"之一（另一位为张栋梁），不久又被尊为"南张北施"，家境也日趋富足。

奇医专悬壶济世　　医德乃誉满神州

简老年轻时不幸染上了阿芙蓉癖，每天都要抽上几口才能鼓足精神为患者诊病，平日里凭借他与民国达官贵人的关系，这个嗜好尚不足为虑，蒋介石也曾在1935年为简老吸食阿芙蓉一事特批"全一人而活万命"七字。但在抗战时期，吸食鸦片却是民国政府严令禁止的，当时的陪都重庆大兴禁毒之风，吸毒者抓到即送戒毒所，放出后再吸被抓就会处以死刑，简老也深知抗战之时若多系吞云吐雾之徒，国家何来后备力量，所以只敢躲在家中密室中偷吸。1941年夏天，简老在重庆治好了宋美龄多年不愈的胃病，作为回报，蒋夫人虽未对他吸食鸦片一事名言解禁，却暗中命令侍从陈希曾中将亲自和当时的重庆警察局局长徐中齐打招呼，希望他对简老的生活多加关照，徐中齐心领神会，随即以维持秩序为名派遣武装警察到简老诊所前站岗。从此，简老成为陪都唯一吸毒不受制约的人。

张氏世代在南京城南聚宝门（后改中华门）内鞍辔坊祖宅内挂牌行医，抗战期间在重庆石灰市一代悬壶，简老的生活规律与众不同，他每天中午起床，吃点心、抽烟，然后下午一时许开始接诊，"午餐"一般要到傍晚，且常常在医案上将就吃完，也就是四碟小菜，二两面条而已，直到晚上十点，一天的门诊方才结束。这时简老会上楼吃晚饭、吸食约半筒鸦片，与来访的名流政要品茗畅谈，养足精神后于午夜12点开始出诊。简老的出诊阵势颇为壮观，能在午夜时分约到简老出诊者多为非富即贵者，简老以路线远近安排顺序，一般前车一动，后面长长的车队就会尾随而至，车灯映照下，宛如一条长龙，在三、四十年代的南京和重庆堪称午夜的一道奇景。因其出诊规律为百姓所熟知，所以在出诊途中，常有贫苦重患拦车急请出诊，简老必下车探视，虽陋巷破屋、臭秽难闻也面无难色，倾心救治，直到凌晨五、六时许才能回寓所休息就寝，此时简老已身心俱疲，常常和衣而卧，其悬壶济世之不易，由此可见一斑。

简老每天的门诊量极大，有一两百人之多，为此，简老的坐诊的方式也颇有具特色：诊室中心设一书案，简老端坐前方，对面坐两名学生执笔书写处方，书案左右两头坐两位病人。简老搭脉极准，能同时为三名患者诊治，左右两手分别给两人搭脉，口中却报着前一位患者的遣方用药，由侍诊的学生抄录下来后交由简老最终审定，手到病知、药到病除，异常迅速，不得不让人叹服。

简老一向心系贫苦大众，不论是在午夜的出诊途中还是在平日的门诊期间，他对达官贵人和贫苦大众都一视同仁，悉心诊治，甚至对于贫苦者在疗程上尽量予以缩短，以减轻他们的负担。简老每次的诊费是半个银圆，只抵同时期其他中医名家的一半，对于特别贫困者，他的诊所每天免费送 10 个号，关于他们的药费，简老也会在处方上注明半价或者免费，由药店定期来和他结算。当然，对于那些显贵，简老自当不必客气，甚至连出诊的车马费也要一并算上。由于巨大的门诊量以及达官显贵的贡献，总的来说，简老的收入是相当可观的。由于民国时期币值的变化过于巨大，一般来说，简老的收入，大体相当于当时政府部门 10 个科长一个月的俸禄总和，当然，简老一家上下百十来口也主要依靠简老这"十指"的功夫来维持生活。

简老一家世代在金陵古城行医，南京又是民国政府首都所在，所以简老与各路达官贵人自然免不了有所往来。

民国第一夫人宋美龄自幼在美国生活，她的言谈举止、生活习惯以及思维观点等都全盘的美国化，她曾对她的友人说："只有我的脸像个东方人。"宋美龄少年时在美国韦尔斯理女子学院就读时患上了严重的胃病，她一直采用西医治疗，从未考虑过求助中医的可能性。1941年，在陪都重庆，宋美龄的胃病空前加重，蒋介石遍请渝城中外知名西医前来诊治，仍不见好转。此时，蒋身边有一位侍从，因其家眷得重病经简老三剂草药而治愈，因而斗胆向蒋举荐了简老。蒋、宋夫妇也是抱着试试看的心态请来了简老，简老仔细诊查之后，发现宋的胃病不同于常人，于是乃以千金苇茎汤方加减，果然三剂后症状大大缓解，后简老又出一方，宋的胃病彻底痊愈，直到晚年也始终再未发作过。此事再次轰动渝城各界，这造就了当时民国第一夫人对中医的第一次良好印象，也造就了宋美龄关照警察局长徐中齐派警察保护简老在重庆吸食鸦片的一段趣谈。

蒋经国曾对重庆青干班学员说过这样一段话：人只怕没有真才实学，如有了真本领，是不怕人家不知道的。譬如张简斋医生，你如果要坐黄包车去看病，只需说一声到张简斋那里，不用说地址，车夫就会飞快地把你拉到他家门口。

1933年简老在时任国民政府主席林森位于如意里5号的官邸里只遣两剂就治愈了林的隐疾，林森遂手书"当代医宗"四字制匾相赠，此后，简老声望愈高；1943年夏，林森病危，仰慕简老的医术，再次请简老诊视，但此时林已病入膏肓，脉若游丝，简老诊视后并未开方，只是告之医术并非万能，奇迹已不会再现。果不其然，三天后，林森病逝。

在众多民国政要中，简老与孔祥熙，陈果夫、陈立夫两家最为相熟识。孔二小姐令仪是简老的老妇科主顾。陈果夫在武昌起义中患上了严重的肺疾，相传简老曾一帖止住了他的大咯血，1948年秋，陈果夫肺病复发，左胸溃烂流脓，延请知名中西医联合会诊，西医请的是中央大学医学院院长，中医请的就是简老，陈果夫能够存活到五十年代初，简老功不可没。陈氏兄弟对简老的医术倚之如恩星，他们还曾送简老一部特制的小汽车，以方便老先生出入南京老城南的小街小巷，陈立夫也在其回忆录中多次提及简老为其友人及其本人医治的传奇经过。

1943 年，时任中国抗日远征军司令长官的陈诚胃病复发，延请简老飞赴昆明为其诊治，一周而愈。1945 年，时任国民政府行政院院长的宋子文腰痛宿疾久治不愈，宋崇尚西方文化，对中医颇为不屑，但各种西医疗法又无法奏效，无奈之下派遣秘书吴振亚延请简老为其诊治，竟三剂而愈。整个重庆再次为之轰动，从此宋子文再也不好意思轻视中医了。

当年民国诸多达官名流都争相投于简老医门之下，如于右任、何应钦、程潜、谷正伦以及当时的"圣裔奉祀官"①孔德成②等都是简老的老主顾。

1940 年，在战时的陪都重庆，为了庆贺简老的六十华诞，行政院院长孔祥熙亲自张罗，在重庆柏苓餐厅为简老筹办寿宴。开席之日，冠盖盈门，车水马龙，盛极一时。当时寿宴上那篇祝寿骈体文③几乎包罗了以行政院长孔祥熙为首的全部军政上层人物。著名的"圣裔奉祀官"孔德成也亲笔书撰了一幅"灵飞经"④字体的祝寿颂文,盛况一时成为重庆的佳话。 1944 年冬，简老六十四寿辰，当时国民政府军政要员程潜送了他一副四句十六字的寿联，其中有"国无良相，唯公独尊"之句，借左训良相与良医并论，虽另有所指，但对简老医术的推崇也跃然纸上了。

1945 年冬，美国《生活》杂志驻重庆特派记者白修德（Theo–dore White）曾专程采访简老，他在专稿中开头便说"现在重庆最忙的人，不是 TV 宋（宋子文），也不是陈诚，而是一个医生张简斋"。简老虽以一介"布衣"之身周旋于"公卿"权贵之间，但这完全是出于一个医生治病救人的职责，也并非他的本意，他始终不受政治的干扰，不仗势凌人、为非作歹，更

---

① "圣裔奉祀官"：即"大成至圣先师奉祀官"，简称"奉祀官"，是孔子祭典的祭祀官。民国 24 年（1935 年）国民政府改孔子嫡派后裔的世袭封号"衍圣公"为"大成至圣先师奉祀官"，"大成至圣先师奉祀官"由孔子的嫡传后裔担任。
② 孔德成：孔子第 76 代嫡长孙，末代"衍圣公"，首任"大成至圣先师奉祀官"。
③ 骈体文：字句两两相对而成篇章的文体。因其常用四字、六字句，故也称"四六文"。全篇以双句为主，讲究对仗的工整和声律的铿锵。
④ 灵飞经：唐代著名小楷字帖。

是拒绝了立法委员、国大代表等诸多头衔。简老思想进步，在重庆期间，周恩来曾数次登门拜访，简老也曾亲赴曾家岩中共代表团驻地与周恩来促膝长谈，周在返回延安之时也特意到简老寓所话别。抗战胜利后，简老在南京梅园新村中共代表团驻地治愈过中共元老董必武的老慢支，1947年中共代表团撤离南京前夕，周恩来与邓颖超夫妇还专程到简老在城南的老宅话别，简老还曾掩护过中共地下党员，也不止一次地对身边人提起周恩来，对他睿智、务实的才干称赞不已，说周是他平生见到过的最具见识、最出类拔萃的一流人才。

1946年抗战胜利后，简老返回家乡南京，在百般推辞不效后无奈地接受了南京市长马超俊的聘任，担任南京临时参议会的参议员，但简老旗帜鲜明的地反对内战，为此还受到过马超俊"善意"的"关心"。

解放后重庆《新民报》曾以"欢迎人民医生张简斋归来"为题，报道了简老即将由港归来之说，虽最终未能成行，但由此可见，简老在广大人民心目中的地位已有定论。

坚持尊国医本色　倾心于岐黄术传

翻遍介绍简老的文章，除了其父张厚之，简老似乎并未直接师从过哪位名医大家，简老出神入化的医术完全来源于张氏家族代代相传的孟河岐黄之道以及简老本人精勤不倦、博览医典、长期临证的经验总结。民国时期政府重西医而轻中医，1929年2月更曾爆发过汪精卫、褚民谊、余云岫等提出的《废止旧医以扫除医事卫生之障碍案》的废除中医闹剧，最终酿成"3·17"国医事件，事件虽最终以中医界的胜利而告终，但简老对祖国中医学的优劣势也逐渐有了更加深刻的认识，他曾对国民政府考试院的毛遂之详细地阐述过自己对中医学在历史长河中的灿烂与光辉、对世界医学的深远影响的认识与理解，也对受封建思想影响而夹杂了迷信成分的糟粕部分表示了唾弃，更是对中医学未能借助近代大工业基础上发展起来的生物学、物理学、化学以及各种先进诊疗技术和方法表示了惋惜。简老遵循中医之本，也曾因为美国《生活》杂志报道过他有关中医学术的相关思考而被讥讽为复古派、保守派，但简老不为所动，反而更加积极的地投身于中医药学术的继承与弘扬工作当中去。

简老医术之高，前文已有诸多实例印证，但这都是患者的口口相传，能够得到行业内大家的尊崇，方才显得弥足珍贵。著名中医学家邹伟俊先生曾回忆其祖父，我国中医肾病学宗师、江苏省中医院创始人之一、已故中医大家邹云翔先生对简老医术的推崇与缅怀。在陪都重庆期间，邹老的诊所和简老的诊所相距不远，邹老虽已是一方名医且与简老并无直接师承关系，但他对简老的医术十分敬仰，曾手抄过数百份简老医案，对外也自谓私淑^①张氏医道，对简老起死回生、出神入化的传奇医话医术赞不决绝口。一次，一位官员罹患木僵病，首次延请简老诊治竟一剂而起；几年后复发，改请邹老开方，三剂方愈。按理讲此种重疾，三剂而愈已属不易，至于为何简老能使其一剂而起，邹老充满好奇，好在患者保留了简老先前的处方，邹老仔细研读后拍案叫绝，原来两人的处方均为十二味药，除两味佐使之外，其余十味竟完全相同，关键的不同在于君药的用量，简老方中附子用量一两，通阳力强，而邹老方中，附子为五钱，就是这五钱的差异，决定了一剂与三剂之别，也使得邹老对简老愈发敬仰。

简老虽远离政治，毅然拒绝国民政府许给他的各项头衔，但在中医药行业内部，简老却乐于多做所担当，曾历任中国中医学会理事长、南京国医公

---

①私淑：没有得到某人的亲身教授，而又敬仰他的学问并尊之为师、受其影响的，称之为私淑。

会、重庆国医公会理事长，全国医学学术研究整理委员会常务委员，卫生部中医委员会委员，考试院高等中医考试典试委员，中央国医馆常务理事，南京国医传习所所长等职务。1929年的"3·17"国医事件，虽最终以中医界的胜利而告终，但以简老为代表的名中医大家们也愈发感觉到中医的传承与发扬事业是需要借助国家的力量不断予以加强地的。1931年，国民政府批准成立了张简斋、时逸人、施今墨等国医大家提议设立的中央国医馆，并在当时的首都南京召开第一次代表大会，简老任常务理事，这是一个全国性的中医药学术机构，虽然有历史的局限性，但在制订中医学术标准、统一病名、编审教材等工作上，中央国医馆为维护中医药合法地位和发展中医教育也做出了一定的贡献。

1934年，经当时的南京市长石瑛批准，简老与名医随翰英、张栋梁等在中央国医馆旁捐资创办了私立南京国医传习所，聘请陈立夫、焦易堂为董事长，简老亲任所长。传习所有教职员工二十人，学生百余人，各门课程皆由金陵城内各中医大家亲自讲解，也开设了部分西医课程，简老亦在百忙之中坐黄包车亲自前往执教。该校规定学生毕业前，须到知名中医的私人诊所去临证实习，经考核合格后方能毕业。

一生困颠沛流离　叶落憾终未归根

1937年"7·7"事变后，日寇开始全面侵华，时年第二次淞沪会战失利，倭寇铁蹄直逼民国首都南京。为显气节，坚决不做顺民，简老全家于12月上旬南京沦陷前渡江北上，先是暂避于安徽全椒，但不久即遭土匪绑架，家财尽失，后多方辗转，历时近一年才于1938年秋最终经武汉抵达了战时的陪都重庆。当时日寇长期对重庆进行战略轰炸，简老一家数度搬迁，直到 1941 年才在石灰市一带安顿下来，旋即简老方能再次悬壶济世，石灰市一带也再次像南京城鞍辔坊一样热闹了起来。1945 年抗战胜利，翌年 5 月，已 66 岁高龄的简老在阔别家乡 7 年有余后重返南京，继续在鞍辔坊祖宅内行医济世。1947 年冬，简老的夫人陈氏因肺炎去世，这对简老是个很大的打击，他变得沉默寡言，翌年春天，他借陶渊明《归去来辞》中"悟已往之不谏，知来者之可追"两句以及《老子》中"天法道，道法自然"，自撰厅堂联一副："不谏往者追来者，尽其当然听自然"，请陈立夫书写后悬于自家客堂之上，作为自己暮年的自勉。

1948 年，南京解放在即，简老虽一心远离政治，但无奈身上已有太多民国权贵们的烙印，不得不怀着恐惧，揣着内疚，掖着乡愁，又一次踏上了漂泊的道路。但这一次，他再也没有能再回来。简老先是到了上海，在杜月笙等人的安排下继续在林森路（今淮海路）上悬壶，但好景不长，1949 年春，上海市解放在即，基于同样的原因，简老不得不再一次出走，这一次他到了香港，在这块半生不熟的土地上一条名叫皇后大道的街上勉强悬壶接诊以维持生计。后来，虽然周恩来曾托人劝说简老，请他返回大陆，陈立夫等也曾竭力邀请他赴台定居，但不知是出于对政治的恐惧还是对自己命运的预知，简老均一一婉拒。一年后，简老就因感冒内陷转为肺炎，与三年前自己的夫人陈氏一样，一病不起，不久与世长辞，一代医星至此陨落。

简老的灵堂设在皇后大道他身生前的诊所内，前来吊唁的各界人士络绎不绝，挽幛排列到门外两侧，北京政务院（后来的国务院）总理周恩来发来唁电，台湾的蒋介石、宋美龄夫妇，于右任、陈诚、何应钦等国民党政要都发来唁电或敬献挽幛，出殡之日，素车白马，万人送别，其盛况乃香港开埠以来所罕见，为此港英当局出动数辆警车 20 余名警察以维持秩序。起先，简老的灵柩暂存在香港的功德堂，20 世纪 60 年代由其家人取出火化后寄存于台北的静园骨塔，20 世纪 90 年代末又由其孙辈家人将骨灰迎赴美国，安葬于洛杉矶的墓园，一代医林鸿鹄始终未能叶落归根，魂回神州大地。

善治人下虚受风　处处重固护脾胃

简老平日忙于应诊，对于自己的临床学术经验一直没有过系统的总结与梳理，虽在晚年时一度也想过要整理自己的医案，但总因各种原因一直未能如愿，这使得他没有医著传世，不能不说是近代中医界的一大憾事。关于简老的学术思想，现存的只有其学生王祖雄于1947年在重庆集简老的部分临证处方而成，少量出版的《张简斋经验处方集》（介绍简老治法五十六则），以及邹伟俊先生利用其祖父邹云翔先生于20世纪50年代中期从简老门人张筱川处借抄的541例简老晚年医案整理而成的《张简斋医案》（邹云翔先生早年在重庆手抄的数百份简老医案因船难沉没于江底）。

关于王祖雄先生整理的简老医案集，邹伟俊先生在书中这样认为，他曾经听简老门人张义堂先生说过，简老对他的门人王祖雄整理出版的医案并不认可，甚至还专门登报发过申明。究其原因，很有可能是因为王祖雄出版简老医案一事并未征得简老本人的同意，书中也同时加入了一些其他医家的医案以及与简老学术思想并不相符的论述。所以，简老的另一位门人周复生先生在简老逝世后又对王祖雄所著进行了增订（增订后简老治法为六十五则），并相继在香港和台湾出版发行，鉴于上述医案集在大陆流传并不广，邹伟俊先生还在自己的著作中将王祖雄最初出版的医案中总结的简老五十六方再次公布于世（与周复生先生增订过后的版本相差9法）。不论简老对王祖雄医案评价如何，总的来说，因为源于直接抄录简老的医案，王祖雄和邹伟俊两位先生著作中有关简老的遣方用药和剂量应该是准确无误的，通过他们的著作，我们也还是能对这位一代医星的学术思想有所管窥。

王祖雄先生认为简老善治"下虚受风"证。男子"下虚受风"多因房事不节，损伤肾气，卫表不固而遭风寒之邪侵袭，足少阴肾与足太阳膀胱表里同病。此证既不同于太阳伤寒、中风，也不同于伤寒少阴病，所以既不能单纯辛温解表，也不可直接辛热温经，以防误汗伤正或引邪入里，应采用和养疏化之法，和养肾气，疏解少阴、太阳风寒，临证多采用九味羌活汤、二陈汤化裁加减。而女子"下虚受风"则多因经行胎产时招受风寒，盖女子以肝为先天，肝藏血，任主胞胎，女子因经产失血，而致肝、任气血不足，风寒之邪乘虚而入，因此，既非单纯的感冒，也非一般的血虚，而是因肝、任气血不足，复感外邪的虚实夹杂证，所以既不能单纯发散，也不可一味补血，以防误汗伤正或引邪入里，同样采用和养疏化之法，和养肝、任气血，疏解肝、任风寒，临证多采用妊娠六合汤、二陈汤化裁加减。

　　王祖雄先生认为简老处处固护脾胃，以胃通和为贵，其"通和"二字是指在遣方用药时勿使胃气有所滞塞，胃气通和则方药更易发挥作用，所以简老在临证时常常以二陈汤为衬方化裁使用，不单是为了化痰，更取其通和胃气之意；另外，对于大苦大寒之品，简老也注意不久用、不多用，以防其苦寒败胃；对于甘温补中之品，简老亦常搭配辛香理气之品，或辛温祛风之品；对于养阴补血之品，则搭配化痰散瘀之品以免其滋腻碍胃；在某些情况下甚至嘱咐病人将龙骨、牡蛎等药物先煎去渣后取其汁代水煎熬后药，称之为"取其药性而不取药汁"。总之，简老特别注重胃气的通和，其绝大多数患者一经服药后无不纳谷日增，疗效也就更加明显了。

　　邹伟俊先生认为简老与历代名医的共同之处就是治病必本，遵循《黄帝内经》和仲景思想，博采历代名家之长，并总结出简老治病108法。他认为，简老用药十分轻灵，基本没有攻下清克之方，却能治愈很多外感和内伤杂病，尤善于慢性疾病的调理，颇有吴门、孟河之遗风，关键就在于能够遵循中医辨证论治的传统，秉承"正气存内、邪不可干"的医理，治病必求于本，用药时注意不过于干扰或损伤病人的正气，以期充分发挥人体正气的自愈能力，达到四两拨千斤的功效。他还认为，简老善于化裁古方，能够守其神而不拘于形，是一位时方派医家，且"同药现象"①十分明显，如注重补泻并用、开合得宜，在治疗杂病的三百多份医案中，用防风、羌活的就有四十九例之多，简老大致化裁过以下医家名方：《黄帝内经》方、仲景方、孙思邈方、《太平惠民合剂局方》《三因方》、刘河间方、李东垣方、朱丹溪方、叶天士方、吴鞠通方、王清任方等等。

综上所述，一代医星辞世已愈六十五载，当我们这些当代中医后辈透过支离破碎的文字仰视这位巨人的同时，我们更多要做的是静静的审视自身，回顾社会上有关中医的诸多乱象，泌别清浊，努力寻找当代中医与民国中医乃至古代中医的真正差距所在，脚踏实地，继承好中医学的瑰宝，用实际行动来告慰包括简老在内的历代中医先贤。

（蒋龙魁　南京中医药大学）

---

① 同药现象：即某位医家对某些药味应用频率比较高的现象。

苏东坡与中医的那些事儿

◉ 姚李吉

说到苏东坡，国人可谓家喻户晓。

苏轼（公元 1037 年 1 月 8 日—1101 年 8 月 24 日），字子瞻，又字和仲，号东坡居士，唐宋八大家之一，宋代文学较高成就的代表之一。汉族，北宋眉州眉山（今属四川省眉山市）人。宋·嘉祐二年（公元 1057 年）进士。在诗、词、文方面都达到极高造诣，尤其是"苏词"，突破了词为"艳科"的传统格局，提高了词的文学地位，使词从音乐的附属品转变为一种独立的抒情诗体，从根本上改变了词史的发展方向。又工书画，对医药、烹饪、水利方面亦有贡献，实属古代文士中少见的全才。

苏东坡早年仕途顺畅，食君禄，分君忧，看到新法的弊端耿直言之。乌台诗案后被贬黄州，出狱后其诗文并未见出一丝仕途大挫的困郁、不满或消沉，反而是大难不死之后的庆幸与对人生享受的憧憬。达则兼济天下，穷则独善其身。行藏自如而不纠结，不管什么情况皆能安然处之。苏东坡思想融合儒、释、道三家，他几乎是"用之则行，舍之则藏"的现实典范。所以，称他为古代文人的精神领袖也不为过。

"苏东坡是个秉性难改的乐天派，是悲天悯人的道德家，是黎民百姓的好朋友，是散文作家，是新派的画家，是伟大的书法家，是酿酒的实验者，是工程师，是假道学的反对派，是瑜伽术的修炼者，是佛教徒，是士大夫，是皇帝的秘书，是饮酒成瘾者，是心肠慈悲的法官，是政治上的坚持己见者，是月下的漫步者，是诗人，是生性诙谐爱开玩笑的人。"

这是林语堂在《苏东坡传》里给出的评价，然而林博士似乎还漏了一样，在这些丰富的身份之外，苏东坡还是一位写过医书，救过百姓，甚至办过医馆的医者。

苏东坡的一生中，与中医有着这样那样千丝万缕的关系。以下就来八卦一些他与中医的那些陈年往事。

《苏沈良方》

《苏沈良方》，又名《苏沈内翰良方》《内翰良方》，作者历来题为苏东坡、沈括二人，但其实并非苏、沈生前合撰。这不仅只是由于生活于同一时代的苏东坡（公元 1036–1101 年）、沈括（公元 1031–1095 年）持有不同政见，难以合作著述，从客观条件来看，他俩也不可能合撰此书。

据史载，苏东坡与沈括可能见面的机会有两次：一次是熙宁三年（公元1070 年）十一月至次年七月，地点在汴京（今河南开封），此时苏东坡任"殿中丞直史馆判官告院权开封府推官"，沈括任"昭文馆校勘"。再一次是熙宁六年（公元 1073 年）六月，此时苏东坡任"杭州通判"，沈括奉诏"相度两浙路农田水利差役等事兼察访"出差路过杭州。这两段时间相加不足九个月，要合撰数万言的医著也几乎是不可能的。

直到南宋初年，后人将苏东坡所撰《苏学士方》（又名"医药杂说"）和沈括所辑《良方》《梦溪笔谈》卷二十六《药议》合编而成《苏沈良方》。该书采用近似随笔杂说的形式，广泛涉及医药学的各个方面。书中除了选辑临床各科的验方之外，尚有关于医理、本草、针灸、养生及炼丹等内容的论述，大部分医方后都附载有验案。关于疾病的治疗方法大多简便易行，可供临床诊断参考之用，颇具实用价值，在宋明时期，一度有较大影响。《四库全书提要》对此书给予了很高的评价，曰："盖方药之事，术家能习其技而不能知其所以然，儒者能明其理而又往往未经试验。此书以经效之方，而集于博通物理之手，故宜非他方所及矣。"

《苏沈良方》论述范围很广，包括有本草学、疾病治疗学及养生保健等多方面的内容。书中关于本草的记载，有许多可以作为考据资料，如对细辛、枳实等药物存在的"一物多名""一名多物"和"名实错乱"的问题作做了精心的考订。对《神农本草经》等古书，记载山豆根等药物性的错误作做了纠正。另外，还提出"汤、散、丸各有所宜"，故对汤、散、丸等剂型的功效特点作做了正确的阐述。关于疾病治疗的记载，有内科、外科、眼科、妇科、小儿科等各科简易有效的疗法，且不只重录方药调治，更提示勿忘日常生活饮食起居的调理宜忌。关于养生保健的知识，亦颇得精要，如强调"安""和"的重要性，"安则物之感我者轻，和则我之应物者顺。外轻内顺，而生备矣"。此外，《苏沈良方》还首次详尽记录了秋石阴阳二炼法的程序要诀，英国汉学家李约瑟曾将中药"秋石"列为中国古代科技的二十六项发明之一。并称秋石是一种从童男童女尿液中萃取提炼的春药，古代方士常以此药进贡皇上，据说服之可以"长生不老"。他对此评价说："在10～16世纪之间，中国的医药化学家以中国传统式理论（而不是以近代科学的理论）作指导，从大量的尿液中，成功地制备了较为纯净的（in relatively purified form）雄性激素和雌性激素混合制剂，并用它们治疗性功能衰弱者。"

说到《苏沈良方》，不得不说一下宋代的良好医学氛围。宋代皇帝重文轻武，宋太祖赵匡胤曾立"不杀文人"的规矩，如果说宋朝是古代文士最幸福的时光也不为过。皇帝们对医学高度重视，以"教养上医""广得儒医"为宗旨，大量吸收有文化素养的儒生学医，提高了医生的社会地位。北宋9个皇帝中，至少有6个熟悉医学，并且都有为人疗疾的经历。宋太祖曾在弟弟赵光义生病时，亲自施行艾灸。加之范仲淹"不为良相，则为良医"思想的传播影响，文人士大夫习医之风蔚然盛行，儒士通医成为一种时尚，如苏东坡、沈括、陆游、朱熹、欧阳修、王安石、范仲淹、辛弃疾、司马光、黄庭坚、范成大、洪迈、郑樵、蔡襄、文天祥、苏颂、郭思、程颐、张载、邵雍、文彦博等，这些文人士子在从文、从政的同时，普遍涉猎医学，关注医理，积极编撰方书。

在如此氛围下，宋代文人士大夫一改医为"方技""君子不齿"（韩愈《师说》）的观念，反而认为，医为仁术，儒者之能事，普遍以知医为荣，精心探求医理。苏东坡具有深厚的医学理论素养，写有《养生论》《养生说》《论苍术》《圣散子》《求医诊脉》等医论，撰有《苏学士方》流传后世。沈括对于医药也有浓厚的兴趣，晚年更是致力于医药研究，在《药议》《采草药》等文中对药学方面的论述十分精辟。

另外，宋代的手工业、商业、外贸水平都达到了历史新高。各手工业的作坊，规模之大、分工之细都超越了前代，城市商业活动更加广泛，行业规模与种类更多更细了，海外贸易非常发达。宋代社会经济的快速恢复、发展和繁荣为医学的繁荣创造了物质条件。在张择端的著名画作《清明上河图》中，在拥挤的人流、熙攘的街道之外，描绘了至少三家中医药店铺，分别是"赵太丞家""刘家药店"以及"杨家诊所"。密度如此之高的药铺和诊所，正是当时医学事业蓬勃发展的真实写照。

青囊

词话医药

苏东坡是大文豪，写诗随手拈来，写中药材的诗更是如此。北宋时期民间食用黄芪粥，苏东坡就此写了一首黄芪诗："孤灯照影日漫漫，拈得花枝不忍看。白发敲簪羞彩胜，黄芪煮粥荐春盘。东方烹狗阳初动，南阳争牛到作团。老子从来兴不浅，向隅谁有满堂欢。"他写诗赞薏苡仁："不谓蓬狄姿，中有药与粮，春为茯珠园，炊作菰米香。"橘皮也有诗："一年好景君须记，正是橙黄橘绿时。"他给赤小豆写了《红豆》诗："绿畦过骤雨，细束小红霓。锦带千条结，银刀一寸齐。贫家随饭熟，饷客借糕题。五色南山青，几成桃李溪。"他谪贬海南后也不忘写诗，为槟榔写的诗是："两颊红潮增妩媚，谁知侬是醉槟榔。"

苏东坡为中药材写诗，流传下来的不少，如：

写石菖蒲。苏东坡的弟子苏子由，善蓄菖蒲，盆中菖蒲忽开九花，人以为瑞，苏东坡遂作诗和之："春荑夏英两须臾，神药人间果有无。无鼻何由识薝卜，有花今始信菖蒲。芳心未饱两峡蝶，寒意知鸣几蟪蛄。记取明年十二节，小儿休更镊霜须。"他在《石菖蒲赞并序》中说："凡草木生石上者，必须微土以附其根，惟石菖蒲并石取之，濯去泥土，渍以清水，置盆中可数十年不枯，虽不甚茂，而节叶坚瘦，根须连络，苍然于几案间，久更可喜，其轻身延年之功，既非昌阳之所能及，至于忍寒苦安淡泊，与清泉白石为侣，不待泥土而生者，亦岂昌阳之所能佛哉。"

写生姜。苏东坡有一次与好友姜至之等人饮酒，高兴之时，姜至之提议行酒令，并且要说出座中客人是一味中药名。姜即指着苏道："您就是药名：子苏子。"苏也说："您的名字也是药名，不是半夏，就是厚朴。"姜问其故，苏说："如果不是半夏、厚朴，何以说制之。"古代医家经验，半夏与厚朴用姜汁炮制。苏的诗词中多次提及生姜，如"先社姜芽肥胜肉""故人兼致被芽姜"等。《东坡杂记》里说："予昔监郡钱塘，游净慈寺，众中有僧号聪药王，年八十余，颜如渥丹，目光炯然。"问其养生之道，答曰："服生姜四十余年，故不老云。"

写芍药。苏有诗云："扬州近日红千叶，自是风流世妆。"称赞"扬州芍药为天下冠。"蔡繁卿任扬州太守时，每年要举办万花会，展出的芍药有千万余枝，由于这些花都是搜罗民间的，"既残诸园，又吏因缘为奸，民大病之"。后来，苏到扬州就任时问起民间疾苦，都说万花会是扰民的一大害。苏东坡体察民情，万花会从此不再举办了。

写肉苁蓉。史学家刘贡父请苏东坡等文人学士喝酒，苏的子弟有事找他回家，苏便起身告辞，此刻刘贡父正喝得高兴，欲意挽留，笑曰："幸早里，且从容。"苏不假思索，答道："奈这事，须当归。"在座的宾客听见这般对答，都称赞他们两位才智过人，出口成对。刘的出句表面的意思是时间还早，不要着急，句中包含了三味水果和一味中药，即杏、枣、李和苁蓉。答句的意思是怎奈这事，必须我回去处理，六字中也有三果一药，即奈（苹果之一种）、蔗、柿和当归。

写芡实。苏氏父子三人至老仍然身体健康，才思敏捷，据说是得益于苏东坡自己创立的一种食疗美容妙法。《东坡杂记》描述："人之食芡也，必枚啮而细嚼之，未有多嚼而丞咽者也。舌颊唇齿，终日嘤嚅，而芡无五味，腴而不腻，足以致上池之水，故食芡者，能使华液通流，转相挹注。"芡实这种食法，其实就是古代气功中的咽津。

写茯苓。苏东坡是制作茯苓饼的能手，写有《服茯苓赋》。《东坡杂记》里记述了服食茯苓饼的功效和制作方法："以九蒸胡麻，用去皮茯苓少入白蜜为饼食之，日久气力不衰，百病自去，此乃长生要诀。"

写栗子。苏东坡晚年患腰腿痛病，因他懂医里，养成了暮年食栗的习惯，每天早晚把鲜栗子放在嘴里咀嚼出白浆，然后分几次慢慢吞咽入腹。久而久之，治愈了腰腿痛的老年病，并写下了《栗》诗："老去自添腰脚病，山翁服栗旧传方。客来为说晨兴晚，三咽徐收白玉浆。"

写凌霄花。宋代杭州西湖藏春坞门前，有两株古松，凌霄花攀附其上。有位叫清顺的诗僧，常常在树下午睡。其时，苏东坡任杭州郡守，有一天来访，正碰上轻风吹落了不少凌霄花朵，清顺指着落花向苏东坡索诗。苏东坡不假思索，即兴吟道："双龙对起，白甲苍髯烟雨里。疏影微香，下有幽人昼梦长。湖风清软，双鹊飞来争噪晚，翠颤红轻，时堕凌霄百尺英。"

写菊花。苏东坡咏菊诗不少，其中尤以"轻肌弱骨散幽葩，真是青裙两髻丫。便有佳名配黄菊，应缘霜后更无花"为最佳。流传达室古今的"黄州菊案"，却说明他对菊花落英的认识晚于王安石。王安石有次外出时，几案留有一首未成诗："西风昨夜过园林，吹落黄花满地金。"苏东坡往谒未遇，见王的未成诗，遂添句："秋花不比春花落，说与诗人仔细吟。"

创办史上首家公立医院

苏东坡一生两次出任杭州地方官。第一次是熙宁四年（公元 1071 年）至七年，任通判，是年三十五岁。由于只是太守的协助官员，所以并未大展抱负，倒是留下不少西湖诗词传为佳话。第二次是在元祐四年（公元 1089 年）二月，以龙图阁学士的头衔任杭州知州，兼辖范围为浙西七州。是年苏东坡已五十二岁，这次知杭，他给杭州留下了大量为人称道的卓绝业绩，其中之一就是创办了中国第一家平民公立医院。

苏东坡是元祐四年七月到达杭州的，其时杭州正遭灾害，涝灾连着干旱，灾情十分严峻，几乎颗粒无收。苏东坡立即投入救灾，把用来修葺官舍的钱也用于买米贩济饥荒；一而又连续七次上书朝廷，要求宽免秋税等。还多次上奏乞赐度喋（可换钱买粮）济灾，同时向周边产粮地购入粮食存满常平仓。由于苏东坡采取各种有效措施，第二年春季青黄不接时，杭州百姓没有因饥荒而饿死人。

然而饥荒尚未过去，瘟疫却又降临。元祐五年正月，因粮食短缺导致粮价突然暴涨，出现了大面积饥荒，不少人因缺乏粮食而被迫用树叶草根甚至种种不合适的替代品来果腹，再加上水灾和旱灾的连续侵袭，所以春时灾后瘟疫严重爆发了。病人的主要症状都是手脚冰凉，腹痛腹泻，发热恶寒，肢节疼肿等，是一种来势汹汹的可怕寒疫，许多医生都束手无策，无法救治。杭州百姓未脱饥饿又陷病痛，真是饥疫并作，奄奄一息。

就在人们绝望时，奇迹发生了，仁任不久的杭州太守苏东坡取出一张神秘药方，让杭州宝石山下楞严院里的僧人按药方配药熬汤，然后分发给病人喝。这药很神奇，病状轻的病人，一大碗药喝下去，不一会就身额微汗，再过会就病症全消了；而病状很危急的，连饮数剂后，也会汗出气通，再稍进些饮食，就基本恢复了，不需要再服其他药了。

这药方名"圣散子"，在《苏学士方》和《苏沈良方》中都收录在案。苏东坡介绍，如果时疫流行，就在大釜中煮药，不问男女老少，各服一大盏，可避瘴气。这张药方多用辛热药，若在平时或热病时并不一定是理想的处方，但当时对于寒疫正好对症。由于所用药物都较为廉价，适合广为布施，于是苏东坡以此方配了药料，请人在大釜中煮了药汤，然后分设在杭州城街头，布施百姓喝药防疫。

同时苏东坡又慷慨捐出五十两黄金，还从公款里拨出二千缗钱，作为治病基金，在后来的众安桥北设立了治病坊，名为"安乐坊'，专门收治穷苦病人，这样就救活了无数人。其弟苏辙《亡兄子瞻端明墓志铭》记述"公又多作擅粥药剂，遣吏挟医，分坊治病，活者甚众。公曰：'杭，水陆之会，因疫病死比他处常多。'乃哀羡缗得二千，复发私真得黄金五十两，以作病坊，稍畜钱粮以待之，至于今不废。"

苏东坡认为，杭州是水路、陆路之通衡大邑，人们流动频繁，得疫病死的通常比他处要多，所以要设立治病坊。当时治病坊是由官府主持的，并且还不止众安桥北一处。南宋《咸淳临安志》载："惠民和剂局，在太府寺内之右，制药以给惠民局，与暑腊药之备宣赐者。太平惠民局，局凡五，绍兴五年置，从户部侍郎王误之请也。南局，在三省前西局，在众安桥北，北局，在市西坊南，南外局，在浙江亭，北外局，在北郭。"从"西局在众安桥北"来看，该"西局"应该就是原"安乐坊"场所，那么，其他几个局也可能是由苏东坡所办的治病坊沿革而来。不过因史料或缺，现在还无法确定。

而"稍畜钱粮以待之，至于今不废"，说明维持治病坊的经济来源有多种渠道，其中之一当是接受捐施。苏东坡《与某宣德书》曰："蒙遣人致金五两、银一百五十两为赆仪。自黄迁汝，亦蒙公厚饷。当时邻于寒殍，尚且辞避；今忝近臣，尚有余沥，未即枯竭，岂可冒受？又恐数逆盛意，非朋友之义，辍己移杭州，作公意，舍之病坊。此盖某在杭日所置，今已成伦理。岁收租米千斛，所活不赀，故用助买田，以养天民之穷者。此公家家法，故推而行之，以资公之福寿，某亦与有荣焉。想必不讶，至于感佩之意，与收之囊中，了无异也。"

这是目前唯一看到苏东坡提及自己创办病坊的文字，颇为珍贵。从"今忝近臣"看，此信当写于元祐六年三月离杭后及元祐八年知定州前。从"赆仪"一词来看，既为送行的礼金，当在离开某地时，故推测大致在元祐七年九月由扬州至京任礼部尚书时。苏东坡收到这笔礼金后，又以此人名义转舍给了杭州病坊，以"用助买田"，可见接受各方施助，并置田获利等，是维持病坊运转开支的主要方式。

南宋周辉《清波别志》记载："苏文忠公知杭州，以私努金五十两助官络，于城中置病坊一所，名安乐，以僧主之。三年医愈千人，与紫衣。后两浙嘈臣申请，乞自今管干病坊僧，三年满所医之数，赐紫衣及祠部牒一道。从之，仍改为安济坊。"

安乐坊"以僧主之"，即其医务人员主要是僧人，故在这早期医院里的医生由"医僧"担任。朝廷当时为了鼓励这样志愿为民的"医僧"，特规定"三年医愈千人的医僧，赐与紫衣"。足见"安乐坊"并不是一个临时性的医疗场所，而且每个病人都有记录在案，医疗制度已经很正规了。

苏东坡为了能救治更多病人，在杭州广发告示，以招募施"圣散子"药的信士。他说，这个药方所用的都是中下品药，大约每一千钱就可以配制一千服药，可以救一千人。不过这药利薄，一般人虽然有能力想去做这善事，但是无利可图就会打消念头。如果大家合起来做，就会获利可观，也就可以长久做下去了。所以招募信士到楞严院去修制"圣散子"药，从元祐六年立春开始施药，预备一直施至来年春夏之交，有愿意加入的人，可以直接施送到本楞严院，这是功德无量的事。

南宋《淳枯临安志》卷七记："养济院，一在钱塘县界西石头之北，一在良山门外。"此"养济院"是居养院与安济坊的统称。看当时杭州，苏东坡有诗曰"三百六十寺，幽寻遂穷年。"有佛寺数百，却偏偏选中楞严院病坊转为宋代杭州二个养济院之一，足见这里的医疗实力与规模、结构等。可能还有制药用水等优势条件，都很成熟，优于他处，适合转为当时属大型的需要政府明令开办的慈善医院。而此时距苏东坡施药仅12年，可见苏东坡当初选中这里开始施药，以后又作为抗病防疫总医部，也是有借助这里优厚医治条件等因素的。当然，在这过程中，也肯定促进了楞严院病坊较大发展，并且可以肯定是与苏东坡当时的行动一致的，就是向社会慈善医疗方面发展，所以后来才会顺然成为养济院。因此可以明确，"安乐坊"是苏东坡以杭州太守的身份，借鉴于楞严院病坊模式创立的中国第一家官办民助平民医院，这在中国医学史上是一大创举。

东坡的养生诀

人生七十古来稀，在一次次的贬谪生涯中，在医疗条件还比较差的岁月，苏东坡却顽强地活到 65 岁，这与他豁达乐观的处世心态分不开，更加得益于他对人生的深刻领悟，对养生的独到见解和身体力行。

在养生方面苏东坡可以称得上专家，他十分注意总结，著有《东坡养生集》，阐述对养生之道的见解，形成自己的养生思想。而且在他的诗文中亦是频频出现："开心暖胃问冬饮，知是东坡手自煎。"日常生活中有："固脾节饮水，游乐多行走；盘腿擦涌泉，闲坐观菖蒲；地黄芪门煎，酌饮蛤蜊酒；常饮茯苓面，常餐杞菊肴。"表现苏东坡练功时清朗飘然、超然物外精神境界的有："云散月明谁点缀，天容海色本澄清。"对求仙访道，服石炼丹的讽刺有："金丹不可成，安期渺云海。尸解竟不传，化去空余悔。"对居住环境的重视有："宁可食无肉，不可居无竹；无肉令人瘦，无竹令人俗。"可见苏东坡的养生成就体现在饮食、起居、养神、药辅诸多方面，他既有地道见解又能奉行之。即便居于困境恶地，亦达观处事，享受生活。

比如食养。苏东坡是位地道的美食家，对烹饪技术也颇有研究。例如主张多食蔬菜，少食鱼肉。曾言"蔬食有过八珍"，并自诩"终年饱菜，虽粱肉不能及也"。食蔬的好处：安分以养福，宽胃以养气，省费以养财。他的《撷菜》诗云："秋来霜露满东园，芦菔生儿芥有孙。我与何曾同一饱，不知何苦食鸡豚。"

苏还曾自制"东坡羹"，并作诗一首，"我昔在田间，寒疱有珍烹，常支折脚鼎，自煮花蔓菁。中年失此味，想象如隔生，谁知南岳老，解作东坡羹，中有芦菔根，尚含晓露清。勿语贵公子，从渠醉膻腥。"此羹不用鱼肉五味，却可以止咳去痰，发散表寒，实为"药食同源"的最好例证。

又如世人熟知的名菜"东坡肉"。苏东坡被贬黄州时，市面猪肉价廉，便亲自烹调即兴赋打油诗一首："黄州好猪肉，价钱如粪土。富者不肯吃，贫者不解煮。慢着火，少着水，火候足时它自美。每日起来打一碗，饱得自家君莫管。"另外，在他的《养生说》中有载关于饮食的方法："已饥方食，未饱先止，散步逍遥，务令腹空。"苏东坡喜食蜂蜜，尤其自制蜂蜜饮姜蜜汤，日饮数碗。饮酒、饮茶也颇具讲究。

其次是药养。苏东坡常服一些药物，以期延年益寿。苏东坡的养生之道中有一条是吃芡实，每日必含食，既非代粮饱腹，亦非零食取乐，而是日日坚持"咽津养生术"。吃法颇为奇异：时不时取煮熟的芡实1粒，放入口中，缓缓含嚼，直至津液满口，再鼓漱几遍，徐徐咽下。他每天用此法吃芡实10～30粒，等同做了10～30次"咽津术"，坚持不懈。另一种吃法就是用芡实煮成"鸡头粥"，并称之"粥既快养，粥后一觉，妙不可言也"。中医认为，芡实性味甘、涩、平，入脾、肾、心经，有补脾止泻、固肾涩精之功，对肾虚遗精、脾虚泄泻甚效。

牡蛎也是苏东坡的心头好。苏东坡被贬到惠州，途经东莞，就住在资福寺。素以饕餮闻名的苏东坡，品尝远近闻名的靖康蚝。蚝的美味令他难忘。后来苏东坡被贬到更加边远的海南儋州，他也吃到了鲜蚝。元符二年（1099年），54岁的苏东坡写了《食蚝》，赞美牡蛎之味美可口："己卯冬至前二日，海蛮献蚝。剖之，得数升。肉与浆入水与酒并煮，食之甚美，未始有也。又取其大者，炙熟，正尔啖嚼……每戒过子慎勿说，恐北方君子闻之，争欲为东坡所为，求谪海南，分我此美也。"牡蛎性味甘、咸、平，入心、肾经，有滋阴补血，清肺补心之功。适用于阴血不足、烦热失眠、盗汗、心神不安等。

苏东坡非常重视内心调节，始终坦然面对现实。他把儒家的进取、道家的超脱、释家的圆通融汇为一．他以道家的清静无为、顺其自然来化解人生的苦难；以释家的空无超然、明心见性来参透生死、慰藉心灵，从而能在失意时随缘任运、潇洒乐观、心平气和地以不变应万变。他认为安心是安身的

青囊

基础，若要身安，先要心安，内心安宁，心态稳定，才能适应环境，求得生存。其《问养生》一文提出"安"与"和"养生观。所谓"安"，就是要保持心灵的平静与安宁，达到物我两忘的境界；所谓"和"，就是要顺应外界事物的变化，保持生理心理与自然社会的和谐，达到"天人合一"的境界。苏东坡对此作了形象的比喻："寒暑之变，昼与日俱逝，夜与月并驰，俯仰之间屡变，而人不知者，微之至，和之极也。"意谓自然界寒暑往来、昼夜交替、月盈月缺，都在不知不觉的变化中循序渐进，且变化极其细微、和谐、自然，这就是"和"的极致境界。对于"安"，苏东坡举例解释："吾尝自牢山，浮海达于淮，遇大风焉，舟中之人，如附于桔槔，而与之上下，如蹈车轮而行，反逆眩乱不可止。而吾饮食起居如他日。吾非有异术也，惟莫与之争，而听其所为。"意谓舟行海上，遇大风大浪，波涛汹涌，上下颠簸，他人眩晕呕吐，饱受痛苦，而苏东坡却饮食起居如平常，因为他能任其自然，不与之抗争，这是"安"的极致境界。苏东坡进一步解释"安则物之感我者轻，和则我之应物者顺。外轻内顺，而生理备矣。"意谓一个人达到内心安宁的境界，名利地位金钱等身外之物就会觉得轻如鸿毛，飘渺如浮云；一个人达到内心祥和的境界，就会适应外界事物的纷扰变化，不被物欲所干扰，心顺意畅。总之，只有达到"安"与"和"的和谐统一，才能做到既不受外物的干扰，又能顺应环境的变化，从而泰然处世，颐养天年。

苏东坡对养生不仅有深刻领悟，独到见解，而且在现实生活中亲身实践着这一富有哲理性的养生观。面对一次次被贬的遭遇，他都能以豁达超脱的心态一一化解。苏东坡被贬黄州后，生活所迫，开垦荒地，幅巾芒履，躬耕于黄州城东山坡，与田父野老相从于溪谷之间。其《次韵孔毅父久旱已而甚雨三首》之二云："去年东坡拾瓦砾，自种黄桑三百尺。今年刈草盖雪堂，日炙风吹面如墨。"其《东坡》诗云："莫嫌荦确坡头路，自爱铿然曳杖声。"虽然生活拮据艰辛，每天日晒雨淋，诗人却十分快活，豁达自处，随遇而安，并自号东坡居士，其生活安定，精神安逸。

　　一天，苏东坡前往沙湖道，途中遇雨，同行者皆狼狈，他却从容漫步于雨中，独自浅啸微吟："竹杖芒鞋轻胜马，谁怕？一蓑烟雨任平生……回首向来萧瑟处，归去，也无风雨也无晴。"展示了他不为外界风云变化所干扰的旷达乐观的人生态度，不管是风吹雨打还是阳光普照，一切都如过眼浮云。苏东坡被贬岭南蛮荒之地，人生地不熟，缺医少药，但他却能随遇而安，从另一个视角来面对南国生活，看见漫山遍野的香蕉园、槟榔林、荔枝树、甘蔗、橘子、木瓜，很是欣喜，吟出了"日啖荔枝三百颗，不辞长作岭南人"的妙句。任性随缘，乐天安命，无论被贬哪儿，心安即是家。正如白居易之诗所云："无论海角与天涯，大抵心安即是家"；亦如庄子所云："顺适自然，则无物不可观，无物不可乐。"

　　饱经沧桑的苏东坡，通彻人生，其性情豁达乐观。诙谐幽默，顺境喜而不狂，逆境达而化悲，善于排遣调节心中郁闷。宋人叶梦得《避暑录话》记载"在黄州及岭表，每旦起，不招客相与语，则必出而访客……设一日无客，则歉然若有疾。"交友会客实际上是他排遣心中苦闷的妙招。被贬期间，与好友佛印常酬唱往来，也彼此调笑。一天，佛印弄了一条鱼要饱口福，不巧苏东坡来访，急忙藏在罄中，苏东坡瞥见佯装不知，只说为人写字，写了"向阳门第春常在"，佛印脱口而说"积善人家庆有余"，苏东坡哈哈大笑："什么？你这罄里藏着鱼？何不拿出同吃？"一次苏东坡与佛印同游水上，观赏风光，岸边有条狗正衔根骨头而过，戏曰"狗啃河上（和尚）骨"，佛印随手将题有苏东坡诗句的扇子扔入水中道："水漂东坡诗（尸）"，两人开怀大笑。苏东坡虽然被贬于蛮荒之地，仍随缘任性，随遇而安，谈笑风生，诙谐幽默，保持身心健康。若非如此，怎堪忍受"四十五年南北走"的坎坷经历，怎能安然度过"风波瘴疠之乡"饥饿劳苦？

　　苏东坡还非常重视呼吸吐纳的锻炼，他看中的是"胎息法"，一种极细微的呼吸法。苏东坡在《寄子由三法·胎息法》中说："养生之方，以胎息为本。"如何具体操作，他从孙思邈《养生门》中颇受启发："当得密室，安床暖席，枕高二寸半，正身偃仰，瞑目闭气于胸膈间，以鸿毛着鼻上而不动，经三百息，耳无所闻，目无所见。如此，则寒暑不能侵，蜂虿不能毒，寿三百六十岁。"胎息在龟鹤身上有体现，具体表现为有罕见的气之微，古人将此视为它们长寿的原因，所以胎息法是通过仿生而养生健体，正如华佗创造的"五禽戏"就是模仿五种动物的特色而活动筋骨，舒展肢体，达到养生目的一样。

苏东坡曾为张鹗写过一幅字："药有四味，一曰无事以当贵，二曰早寝以当富，三曰安步以当车，四曰晚食以当肉。"这四味"长寿药"，从情志、睡眠、运动、饮食四个方面强调了养生的重要性，值得今人体味和借鉴。

圣散子方的是与非

因为"乌台诗案"的牵连，苏东坡被贬黄州，其友巢谷不远千里来与之做伴，并为苏家之"西席"，为其子苏迨、苏过之良师。是年黄州及邻近州郡大疫流行，死人无数，忧国忧民的苏东坡痛心疾首，却苦无良策。而恰在此时，巢谷用其家传秘方圣散子治好了处于生死边缘的病患。苏东坡特作文以赞曰："一切不问阴阳二感，或男子女人相易，状至危笃，连饮数剂而汗出气通，饮食渐进，神宇完复，更不用诸药，连服取瘥。其余轻者，心额微汗，正尔无恙。药性小热，而阳毒发狂之类，入口便觉清凉，此药殆不可以常理而诘也。若时疫流行，不问老少良贱，平旦辄煮一釜，各饮一盏，则时气不入。平居无事，空腹一服，则饮食快美，百疾不生，真济世卫家之宝也。"

此方在当时可谓活人无数，然而巢谷囿于祖训，不愿将其药物组成公诸于世。后经东坡反复劝说，巢氏才勉强同意将此方授之，但要其指松江水为誓，不得传人。东坡得此方后，怀着一颗博爱之心的他并没有遵守誓言，而是将其传给了名医庞安常，他认为这样可以救治更多的病人，而且庞安常也是可传之人，因为他是名医，又善著书，可以普救众生。同时这样也可以使巢谷的名字和圣散子一样传世。而庞氏果然没有辜负东坡居士之望，在其著作《伤寒总病论》中附了此方。并有《圣散子方》一卷流传，以后被收入《苏沈良方》中，圣散子借苏东坡和庞安常之名流传开了。

圣散子不仅在解除黄州的疫病中发挥了巨大的作用，还在苏东坡任杭州知州时治愈了春季流行于苏杭一带的瘟疫，杭城之民众"得此药全活者不可胜数。"元祐五年（公元 1090 年）在疫情趋于缓和后，他还派专人带医生在杭州城内一个坊接一个坊地去治病，救活了无数病人。

不过事情后来就出现了偏差，叶梦得《避暑录话》卷上记载："宣和后，此药盛行于京师，太学诸生信之尤笃，杀人无数。"北宋后期士大夫阶层直至民间百姓多为苏东坡政治遭遇不平，敬慕其才学，甚至以得到苏东坡片字书法为荣，官府的高压反使这种情绪更加强烈，太学生当然更为激进。因其人而重其方，促使了圣散子的传播。"天下以子瞻文章而信其言"确非虚言。那为什么会出现这种情况呢？我们仔细分析一下圣散子的药物吧。方剂组成如下：草豆蔻（去皮，面裹，炮，一个）、木猪苓（去皮）、石菖蒲、高良姜、独活（去芦头）、附子（炮制，去皮脐）、麻黄（去根）、厚朴（去皮，姜汁炒）、藁本（去瓤，土炒）、芍药、枳壳（去瓤，麸炒）、柴胡、泽泻、白术、细辛、防风（去芦头）、藿香、半夏（姜汁制）、茯苓各半两、甘草（炙）一两。上锉碎，如麻豆大。每服五钱，清水一钟半，煮取八分，去滓，热取。余滓两服合为一服，重煎，空心服下。

方中多为辛温大热之品，正如陈无择在《三因方》中指出的那样："此药似治寒疫……今录以备疗寒疫用者，宜究之。不可不究其寒温二疫也。"

俞奕在《续医说》中更进一步分析认为："昔坡翁谪居黄州，时其地濒江多卑湿，而黄之居人所感者，或因中湿而病，或因雨水浸淫而得，所以服此药而多效。是以通行于世，遗祸于无穷也……殊不知圣散子方中，有附子、良姜、吴茱萸、豆蔻、麻黄、藿香等剂，皆性燥热，反助火邪，不死何待？若不辨阴阳二证，一概施治，杀人利于刀剑。"可谓切中肯綮，发人深思。

圣散子从救人无数的"仙方"变成"杀人之方"的教训告诉我们，任何疗法处方都会有一定的适应证，超出范围就可能走向反面。东坡大力推荐圣散子方的本意，无疑是出于济世拯民的情怀，希望有一种普适速效的方法，解除时疫流行的困厄，而且在黄州和杭州也确曾奏效。但这种"一切不问"的用药方式，看似便捷，滥用起来，害人匪浅。这真应了关汉卿剧作中的那句话，"都为着善良的心怀，倒成了惹祸的胚胎"。(《窦娥冤》)"子瞻(苏东坡)以(巢)谷奇侠而取其方，天下以子瞻文章而信其方，事本不相因，而趋名者又至于忘性命而试其药，人之惑盖有至是者！"(《避暑录话》)名人专家在自己的专业或专长之外，所持大抵不过是常人之见，趋名误人，古今一例，概莫能外。迷信名人的悲剧是惨痛的。

平心而论，这不是圣散子之误，而是应用圣散子不当之误。圣散子方未可追加否定。但明弘治以后，圣散子方医籍罕载，《圣散子方》一书也流传渐绝，如今只在中国中医科学院尚留有孤本。

东坡之死与误补

元符三年（公元 1100 年），哲宗死，弟赵佶接位为徽宗，苏东坡等元祐大臣被大赦。朝廷给了他一个虚职，允许他在外州任便居住，苏东坡最终选择了与他缘分甚深的常州。建中靖国元年（公元 1101 年）六月，苏东坡返回了常州。然而一路的颠簸，使得苏东坡身体极为虚弱，他在返常的途中不幸染病，病情始终不见好转。不久，一代文豪走完了他六十五年的人生旅途，终老于常州城内顾塘桥畔孙氏馆。

关于苏东坡的死因，《宋史》中未曾提及，而清代医家陆以湉在《冷庐医话·慎药》中却讲得十分清楚：

"建中靖国元年，公自海外归，年六十六，渡江至仪真，舣舟东海亭下，登金山妙高台时，公决意归毗陵，复同米元章游西山，逭暑南窗松竹下，时方酷暑，公久在海外，觉舟中热不可堪，夜辄露坐，复饮冷过度，中夜暴下，至旦惫甚，食黄粥觉稍适。会元章约明日为筵，俄瘴毒大作，暴下不止，自是胸膈作胀，却饮食，夜不能寐。十一日发仪真，十四日疾稍增，十五日热毒转甚。诸药尽却，以参苓瀹汤而气寝止，遂不安枕席。公与钱济明书云：某一夜发热不可言，齿间出血如蚯蚓者无数，迨晓乃止，困惫之甚。细察病状，专是热毒根源不浅，当用清凉药，已令用人参、茯苓、麦门冬三味煮浓汁，渴即少啜之，余药皆罢也。庄生闻在宥天下，未闻治天下也，三物可谓在宥矣，此而不愈则天也，非吾过也。二十一日，竟有生意，二十五日疾革，二十七日上燥下寒，气不能支，二十八日公薨。余按：病暑饮冷暴下，不宜服黄，迨误服之。胸胀热壅，牙血泛溢，又不宜服人参、麦门冬。噫！此岂非为补药所误耶？近见侯官林孝廉《昌彝射鹰诗话》云：公当暴下之时，乃阳气为阴所抑，宜大顺散主之，否则或清暑益气汤、或五苓散、或冷香引子、及二陈汤、或治中皆可选用，既服黄粥，邪已内陷，胸作胀以为瘴气大作，误之甚矣，瘴毒亦非黄粥所可解，后乃牙龈出血，系前失调达之剂，暑邪内干胃腑，宜甘露饮、犀角地黄主之，乃又服麦冬饮子及人参、茯苓、麦门冬三物，药不对病，以致伤生，窃为公惜之云云。余谓甘露饮、犀角地黄汤用之，此病固当。至桂、附等味，公之热毒如是之甚，亦不可用也。"

《冷庐医话》里还有这样一段记载，"士大夫不知医，遇疾每为俗工所误，又有喜谈医事，研究不精，孟浪服药以自误。如苏文忠公事，可怅叹焉。"

由此可见，东坡从被贬斥的儋州北归回到常州后，酷暑天里突发急病，急泻不止，病情不断加重恶化。可自以为精通医术的东坡，自病自诊，却有失误。照吃照喝，不以为是。病情加剧后仍不问郎中，自己按图索骥，照方抓药，错误的选用了人参、茯苓、黄芪等温补补药，虽是对症下药之举，但除"麦门冬"系清凉药外，"人参""茯苓"却是温药，可能为了补气而一并服用，而不以清热解暑之剂来医此热毒之症，应先治"热毒"再作补气，"药不对病，以致伤生"，结果很快不治。怎么能说不是东坡先生自己的过错呢？苏东坡虽是文人却熟稔医药，常给人开方抓药，自己生病从不请大夫，而是自己给自己开方子。尽管东坡通晓医理，在遇到杭州那样大瘟疫中大显身手。但他毕竟不是专业治医，也无从谈到精通医术，偶尔客串一下，平常看个头疼脑热的小病也能药到病除。但遇到疑难顽症，就难免有看走眼、下错药的时候。可是他对自己的医术又过分自信，悲剧就这样酿成了。现在看来，他得的可能是痢疾或胃肠道急性传染病，应是中医所谓湿温重症，已入营血，当清热解毒利湿，他却用黄芪等补品，使邪气没有出路，就是中医的闭门留寇。苏东坡在生命垂危弥留之际还不能认识到他之所以由小病而至性命攸关的地步，完全是他给自己开错了药方，草菅了自己的性命。可悲的是，东坡却不这样认为，反而还对朋友说，"此而不愈则天也，非吾过也。"其实，把责任推给老天，实在是没有什么道理，只能是怨天尤人聊以自慰罢了。东坡的悲剧，告诉我们不要相信世界上真有什么万能的全才；告诫我们要认真体会"术业有专攻"这句话的分量。

苏东坡的误医，也有其时代因素。唐宋时期，滥用温补药物的风气盛行。一些达官贵族，妻妾成群，"醉饱之余，无所用心，而因致力于床第"。为了满足其淫欲之需要，便大服温补药物。轻则草木，重则丹石。或乌头、附子，或硫黄、乳石，或方士丹药。以欲竭其精，以耗散其真.造成阴液耗伤，内热炽盛，"百病交起，万疾俱生"，引起疮疡、掉眩、肿满、膹郁等病证，甚至暴喑而死。许多病人也是喜补而恶攻，以为补药都是好药，泻药都是坏药，给予补药则喜，给予泻药则烦。一些医生，为了取利，投病人之所好，不问虚实寒热，一律投以补剂。即使把病治坏了，医者也不自责，反说"吾用补药也，何罪焉？"患者也不自悟，反说医生"以补药补我，彼何罪焉？"社会上下，医患之间，形成了一种"以用补药平稳，以服补药为荣"的社会风气。苏东坡知识渊博，多才多艺，善谈医学，在《东坡志林》《上皇帝书》《教战守策》《苏学七方》等著作中，均有大量的医药内容。就连这样一个人，尚因误补而死，其他人就可想而知了，可见时弊之严重。

当然，针对普遍的谬误，历史总是有自我矫正的方式。苏东坡死后55年的金代，一个叫张子和的人出生了，此人被后世尊为金元四大家之一，"攻邪派"的开创者。张子和是一位具有真才实学、远见卓识的医学家。他看到唐太宗、唐宪宗以"高明之资，犹陷于流俗之蔽，为方士燥药所误"；韩愈、元稹以经纶之才，犹因滥用补药"死于小溲不通、水肿"，认识到时弊之严重，决心矫正时弊、造福民众。他最先提出"药邪致病"的病因学思想，指出用药不当或长期无病服药，均可造成阴阳偏胜，偏胜则病，提出了与"滋补"针锋相对的"攻邪论"。

（姚李吉　南京中医药大学博士生）

青囊

医药之随想二则

◉ 李崇超

罗丹的雕塑与一气周流

　　1891 年，法国文学家协会为了纪念大文学家巴尔扎克，邀请雕塑大师罗丹为巴尔扎克制作雕像。罗丹为了这座雕像，研读了巴尔扎克全部的作品，并且到巴尔扎克的故乡去体验生活，历经 7 年，终于完成了作品的初稿，并且让学生们来看，罗丹的学生布尔岱对雕塑的双手赞不绝口，说："这双手雕得太好了！我从未见过雕塑如此完美的手。"听了这话，罗丹皱起了眉头。他沉思了一会儿，突然举起斧头砍去了雕像的双手。学生们都惊呆了，大感惋惜。罗丹则说："这双手太突出了！既然这双手已经有了自己的生命，那就不再属于这个雕像的整体了。你们一定要记住：一件真正完美的艺术品，是没有任何一部分比整体更重要的。"

　　于是，我们现在看到的雕像，巴尔扎克的手是放在袍子里面的，这件雕塑成了不朽的杰作。罗丹不愧是一位雕塑大师，他知道巴尔扎克雕塑的双手只是整个形象的一部分，双手太过完美，反而喧宾夺主，对整个作品是一种戕害，他的修改，保证了雕像整体的和谐统一。

局部是不能单独突出的，局部单独突出，恰恰是整个作品的"病"处，一件成功的作品整体上应该是圆融的。这种理念，在中医中也是相通的。人体的健康，也是气机调和的状态，《金匮要略》中说："五脏元真通畅，人即安和。"清代黄元御的"一气周流"学说，也指出："人之六气，不病则不见，凡一经病则一经之气见。""平人六气调和，无风、无湿、无燥、无热、无寒，故一气不至独见，病则或风，或湿，或燥，或寒，或热，六气不相交济，是以一气独见。"独见的，则是病的体现。如果气机能够通畅的，六气不会单独显现，都融合在一气之中。

对脉象的认知，也是如此，在中医中，有"七独脉"之说："黄帝曰：何以知病之所在？岐伯对曰：察其九候，独小者病；独大者病；独疾者病；独迟者病；独热者病；独寒者病；脉独陷者病。"脉象，应该是上下左右，均调若一的，如果哪种脉象过于明显，则反映出那种病状了。为此，张景岳专门有一篇《独论》，他认为脉不可拘泥于部位，而要从整体上去体察"脉神"："故善为脉者，贵在察神，不在察形。察形者，形千形万，不得其要；察神者，唯一惟精，独见其真也。"他还说："乖处藏奸，此其独也。"就是与整体不协调的地方，一定是病之所在，"独小、独大、独疾、独迟之类，但得其一，而即见病之本矣。故经曰：得一之情，以知死生。"这和罗丹看待作品的观念不正是相通吗？罗丹正是敏锐地感到了雕塑初稿中的"手"显现出了"独"，那恰恰是作品的病处，因此他毫不犹豫地将其砍去。

很多领域，到了一定的境界，都是殊途同归的。罗丹所体会的，正是"得一之情"的境界。

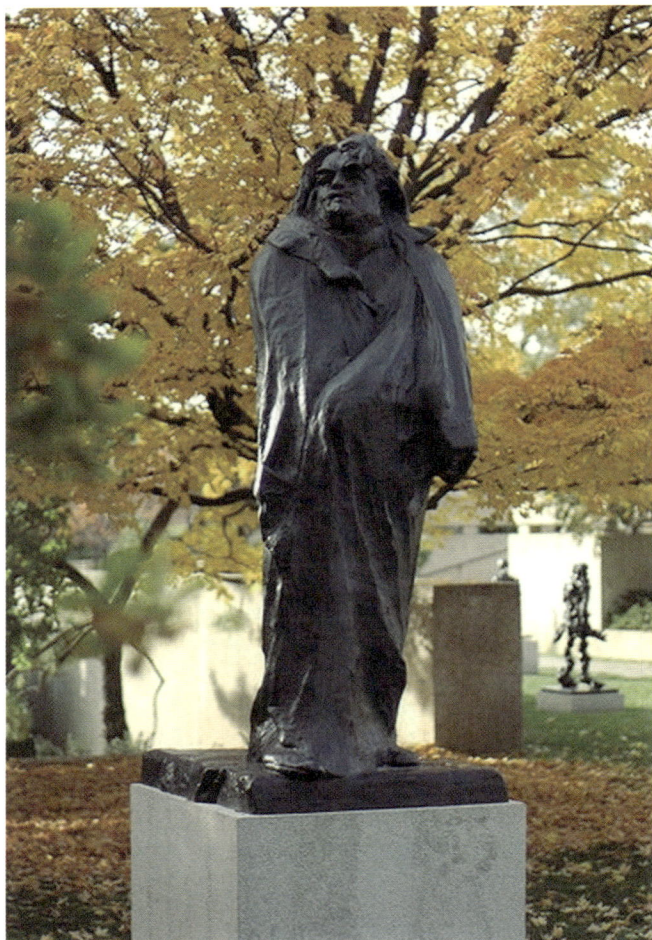

图 51：巴尔扎克雕像

花药

"面朝大海，春暖花开"，这句诗很出名，很多人都喜欢引用。海子的这首诗就叫《面朝大海，春暖花开》，甚至很多没读过该诗全文的人，遇到了这一句，就喜欢上了。

朦胧诗，是不能够用逻辑去解释的，面朝大海能够看到春暖花开的话，那一定是看到了海市蜃楼。但是朦胧诗的美，却又是可以用全身心去感受到的，感受到那种诗意的熨帖，也正因为这种熨帖，很多人接受了这种朦胧，喜欢上了这个句子。

那么，"诗意的熨帖"来自哪里呢？

朦胧也是可以解释的，就像心理的变化能够找到物质基础，能够找到规律一样。

大海的宽阔，让我们面朝大海，心胸也一下子随之打开，变得开阔起来，所有的郁结都升散开来，暖风吹来，就感觉到，自己的身体仿佛像花儿一样绽放了。春暖花开，是自己"开"了，而不是看到花开了。心理学上的"内模仿""移情"等理论应该能够解释。面朝大海，心宽阔了，人也就像花一样舒展，整个人，辽阔而安详。

花的特性，就是散开，就是舒展，就是绽放。以至于汉语中把很多具有散开特性的东西，都喜欢叫作"花"——爆米花、蛋花、水花、葱花、刨花、雨花、浪花、火花、烟花……

在中医中，这种花与升散关系，却不光是艺术的运用，而恰恰是切切实实的作为指导用药的理论的。花类药物的特点，也是在人体中能够起到"散"的作用。花，凝结了大自然"散"的特性，并把这种特性带到了人体之中。清·张秉成《本草便读》中说："凡花皆散。"总结花类药物的功效，大致有发散解表、祛风除湿、芳香开窍、温中理气、活血化瘀、疏肝解郁等等，可以看到

241

大体上有个隐隐的主线，那就是"行散"。

比如白梅花，《本草纲目拾遗》谓其："开胃散郁，助清阳之气上升"；玫瑰花，《本草正义》谓其："香气最浓，清而不浊，和而不猛，柔肝醒脾，流气活血，宣通室滞"；白梅花，《本草纲目拾遗》谓其："开胃散郁，助清阳之气上升"；扁豆花，《本草便读》谓其："赤者入血分而宣瘀，白者入气分而行气。"合欢花，《神农本草经》谓其："安五脏，和心志，令人欢乐无忧。"绿萼梅，《本草纲目拾遗》谓其："开胃散郁，煮粥食，助清阳之气上升……"素馨花，可以疏肝解郁，行气止痛。

有个旋覆花却是另类，虽然是花，在人体中的作用却是降气的，于是《中药学》每次都要强调"诸花皆升，旋覆独降"。虽然其不"升散"，但依然不失"行散"的作用，《本经逢原》谓其："开胃气，止呕逆，除噫气。"

看一看花类药物的这些功效，疏肝解郁，悦心安神，这不正是"面朝大海，春暖花开"的效果吗？为什么那诗句那么多人喜爱，因为它写的熨帖和感受熨帖，和心灵熨帖。

中医，很早就运用了这种熨帖。

（李崇超　南京中医药大学）